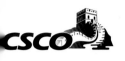

中国临床肿瘤学会（CSCO）
免疫检查点抑制剂临床应用指南
2023

GUIDELINES OF CHINESE _____ Y (CSCO)
IMMUNE CHECKPOINT INHIBITOR
CLINICAL PRACTICE

中国临床肿瘤学会指南工作委员会　组织编写

人民卫生出版社
·北　京·

版权所有，侵权必究！

图书在版编目（CIP）数据

中国临床肿瘤学会（CSCO）免疫检查点抑制剂临床应
用指南.2023/中国临床肿瘤学会指南工作委员会组织
编写.—北京：人民卫生出版社，2023.4（2023.10重印）
　ISBN 978-7-117-34677-1

　Ⅰ.①中…　Ⅱ.①中…　Ⅲ.①免疫抑制剂—临床应用
—指南　Ⅳ.①R979.5-62

　中国国家版本馆 CIP 数据核字（2023）第 049688 号

| 人卫智网 | www.ipmph.com | 医学教育、学术、考试、健康,购书智慧智能综合服务平台 |
| 人卫官网 | www.pmph.com | 人卫官方资讯发布平台 |

中国临床肿瘤学会（CSCO）免疫检查点抑制剂临床应用指南 2023

Zhongguo Linchuang Zhongliu Xuehui（CSCO）Mianyi Jianchadian Yizhiji Linchuang Yingyong Zhinan 2023

组织编写：中国临床肿瘤学会指南工作委员会
出版发行：人民卫生出版社（中继线 010-59780011）
地　　址：北京市朝阳区潘家园南里 19 号
邮　　编：100021
E - mail：pmph @ pmph.com
购书热线：010-59787592　010-59787584　010-65264830
印　　刷：廊坊一二〇六印刷厂

经　　销：新华书店
开　　本：787×1092　1/32　　印张：7
字　　数：187 千字
版　　次：2023 年 4 月第 1 版
印　　次：2023 年 10 月第 4 次印刷
标准书号：ISBN 978-7-117-34677-1
定　　价：58.00 元

打击盗版举报电话：010-59787491　E-mail：WQ @ pmph.com
质量问题联系电话：010-59787234　E-mail：zhiliang @ pmph.com
数字融合服务电话：4001118166　　E-mail：zengzhi @ pmph.com

中国临床肿瘤学会指南工作委员会

组　长　徐瑞华　　李　进

副组长　（以姓氏汉语拼音为序）

中国临床肿瘤学会（CSCO）

免疫检查点抑制剂临床应用指南

2023

组　　　长　王宝成　张　力

副　组　长（以姓氏汉语拼音为序）
　　　　　郭　军　李　进　罗荣城　秦叔逵　邱文生　王　俊　叶定伟　朱　波

秘　书　组　王　俊　章必成

专家组成员（以姓氏汉语拼音为序）（*为执笔人）
　　　　　郭　军　　北京大学肿瘤医院肾癌黑色素瘤与肉瘤内科
　　　　　郭　晔*　同济大学附属东方医院肿瘤科
　　　　　李　进　　同济大学附属东方医院肿瘤科
　　　　　李梦侠*　中国人民解放军陆军特色医学中心肿瘤科
　　　　　刘秀峰*　中国人民解放军东部战区总医院秦淮医疗区全军肿瘤中心
　　　　　罗荣城　　南方医科大学中西医结合医院肿瘤内科
　　　　　彭　智*　北京大学肿瘤医院消化肿瘤内科

秦叔逵 中国人民解放军东部战区总医院秦淮医疗区全军肿瘤中心

邱文生 青岛大学附属医院肿瘤内科

斯 璐* 北京大学肿瘤医院肾癌黑色素瘤与肉瘤内科

苏春霞* 同济大学附属上海市肺科医院肿瘤科

孙建国* 中国人民解放军陆军军医大学第二附属医院（新桥医院）肿瘤科

王 俊* 山东第一医科大学第一附属医院肿瘤内科

王宝成 中国人民解放军联勤保障部队第九六〇医院肿瘤科

杨云鹏* 中山大学肿瘤防治中心内科

杨镇洲* 重庆医科大学附属第二医院肿瘤科

叶定伟 复旦大学附属肿瘤医院泌尿外科

袁 瑛* 浙江大学医学院附属第二医院肿瘤内科

张 力 中山大学肿瘤防治中心内科

张红梅* 中国人民解放军空军军医大学西京医院肿瘤科

张小田* 北京大学肿瘤医院消化肿瘤内科

章必成 * 武汉大学人民医院肿瘤中心
周彩存 同济大学附属上海市肺科医院肿瘤科
朱 波 中国人民解放军陆军军医大学第二附属医院（新桥医院）肿瘤科
朱 煜 * 复旦大学附属肿瘤医院泌尿外科

基于循证医学证据、兼顾诊疗产品的可及性、吸收精准医学新进展，制定中国常见肿瘤的诊断和治疗指南，是中国临床肿瘤学会（CSCO）的基本任务之一。近年来，临床诊疗指南的制定出现新的趋向，即基于诊疗资源的可及性，这尤其适合于发展中国家，以及地区差异性显著的国家和地区。中国是幅员辽阔、地区经济和学术发展不平衡的发展中国家，CSCO 指南需要兼顾地区发展差异、药物和诊疗手段的可及性及肿瘤治疗的社会价值三个方面。因此，CSCO 指南的制定，要求每一个临床问题的诊疗意见根据循证医学证据和专家共识度形成证据类别，同时结合产品的可及性和效价比形成推荐等级。证据类别高、可及性好的方案，作为 I 级推荐；证据类别较高、专家共识度稍低，或可及性较差的方案，作为 II 级推荐；临床实用，但证据类别不高的，作为 III 级推荐。CSCO 指南主要基于国内外临床研究成果和 CSCO 专家意见，确定推荐等级，以便于大家在临床实践中参考使用。CSCO 指南工作委员会相信，基于证据、兼顾可及、结合意见的指南，更适合我国的临床实际。我们期待得到大家宝贵的反馈意见，并将在指南更新时认真考虑、积极采纳合理建议，保持 CSCO 指南的科学性、公正性和时效性。

中国临床肿瘤学会指南工作委员会

目录

目录

CSCO 诊疗指南证据类别

证据特征			CSCO 专家共识度
类别	水平	来源	
1A	高	严谨的 meta 分析、大型随机对照研究	一致共识 （支持意见 ≥80%）
1B	高	严谨的 meta 分析、大型随机对照研究	基本一致共识 （支持意见 60%~<80%）
2A	稍低	一般质量的 meta 分析、小型随机对照研究、设计良好的大型回顾性研究、病例 - 对照研究	一致共识 （支持意见 ≥80%）
2B	稍低	一般质量的 meta 分析、小型随机对照研究、设计良好的大型回顾性研究、病例 - 对照研究	基本一致共识 （支持意见 60%~<80%）
3	低	非对照的单臂临床研究、病例报告、专家观点	无共识，且争议大 （支持意见 <60%）

CSCO 诊疗指南推荐等级

推荐等级	标准
I 级推荐	**1A 类证据和部分 2A 类证据** CSCO 指南将 1A 类证据，以及部分专家共识度高且在中国可及性好的 2A 类证据，作为 I 级推荐。具体为：适应证明确、可及性好、肿瘤治疗价值稳定，纳入《国家基本医疗保险、工伤保险和生育保险药品目录》的诊治措施
II 级推荐	**1B 类证据和部分 2A 类证据** CSCO 指南将 1B 类证据，以及部分在中国可及性欠佳，但专家共识度较高的 2A 类证据，作为 II 级推荐。具体为：国内外随机对照研究，提供高级别证据，但可及性差或者效价比不高；对于临床获益明显但价格较贵的措施，考虑患者可能获益，也可作为 II 级推荐
III 级推荐	**2B 类证据和 3 类证据** 对于某些临床上习惯使用，或有探索价值的诊治措施，虽然循证医学证据相对不足，但专家组意见认为可以接受的，作为 III 级推荐

CSCO 免疫检查点抑制剂临床应用指南 2023
更新要点

复发或转移性头颈部鳞癌

新增"帕博利珠单抗＋西妥昔单抗""纳武利尤单抗＋西妥昔单抗"为非鼻咽癌一线治疗Ⅲ级推荐。

将"替雷利珠单抗＋吉西他滨＋顺铂"升级为鼻咽癌一线治疗Ⅰ级推荐。

将"特瑞普利单抗""卡瑞利珠单抗"升级为鼻咽癌二线或挽救治疗Ⅰ级推荐。

食管癌

新增"斯鲁利单抗＋顺铂＋5-FU""替雷利珠单抗＋顺铂／奥沙利铂＋5-FU/紫杉醇"为晚期一线治疗Ⅰ级推荐。

将"纳武利尤单抗"升级为辅助治疗Ⅰ级推荐。

非小细胞肺癌

无驱动基因突变的非鳞 NSCLC

将"特瑞普利单抗＋培美曲塞＋铂类"升级为晚期一线治疗Ⅰ级推荐。

将"纳武利尤单抗＋伊匹木单抗（限 PD-L1≥1%）、纳武利尤单抗＋伊匹木单抗和 2 周期培美曲塞＋铂类"升级为晚期一线治疗Ⅱ级推荐。

将"同步或序贯放化疗后使用舒格利单抗"升级为局部晚期巩固治疗Ⅰ级推荐。

将"ⅡA~ⅢA期术后辅助化疗后使用阿替利珠单抗（PD-L1 TC ≥ 1%）"升级为辅助治疗Ⅰ级推荐。

新增"ⅠB期（T_{2a} ≥ 4cm）、Ⅱ或ⅢA期术后铂类化疗后使用帕博利珠单抗"为辅助治疗Ⅱ级推荐。

将"纳武利尤单抗 + 含铂化疗"升级为新辅助治疗Ⅰ级推荐。

驱动基因突变阳性的非鳞 NSCLC

新增"信迪利单抗 + 贝伐珠单抗类似物 + 化疗"为晚期二线及以上治疗Ⅱ级推荐。

鳞状 NSCLC

将"特瑞普利单抗 + 白蛋白紫杉醇 + 卡铂"升级为晚期一线治疗Ⅰ级推荐。

将"纳武利尤单抗 + 伊匹木单抗（限 PD-L1 ≥ 1%）、纳武利尤单抗 + 伊匹木单抗和 2 周期紫杉醇 + 铂类"升级为晚期一线治疗Ⅱ级推荐。

将"同步或序贯放化疗后使用舒格利单抗"升级为局部晚期巩固治疗Ⅰ级推荐。

将"ⅡA~ⅢA期术后辅助化疗后阿替利珠单抗维持治疗（PD-L1 TC ≥ 1%）"升级为辅助治疗Ⅰ级推荐。

新增"ⅠB期（T_{2a} ≥ 4cm）、Ⅱ或ⅢA期术后铂类化疗后使用帕博利珠单抗"为辅助治疗Ⅱ级推荐。

将"纳武利尤单抗 + 含铂化疗"升级为新辅助治疗Ⅰ级推荐。

广泛期小细胞肺癌

新增"斯鲁利单抗 + 依托泊苷 + 卡铂"为一线治疗Ⅰ级推荐。

新增"阿得贝利单抗+依托泊苷+卡铂"为一线治疗Ⅰ级推荐。

晚期胸膜间皮瘤

将标题由"胸膜间皮瘤"改为"晚期胸膜间皮瘤"。

乳腺癌

将"PS 0~1分、PD-L1 CPS≥20，早期三阴性乳腺癌，手术前4个周期帕博利珠单抗+紫杉醇+卡铂序贯4个周期帕博利珠单抗+多柔比星/表柔比星+环磷酰胺新辅助治疗，手术后9个周期帕博利珠单抗辅助治疗"升级为新辅助治疗、辅助治疗Ⅰ级推荐。

晚期胃癌

新增"XELOX+替雷利珠单抗（PD-L1评分≥5）"为晚期一线治疗（HER2阴性）Ⅰ级推荐。
新增"SOX/XELOX+纳武利尤单抗"为晚期一线治疗（HER2阴性）Ⅲ级推荐。

中晚期肝细胞癌

将"卡瑞利珠单抗+阿帕替尼"升级为中晚期一线治疗Ⅰ级推荐。
新增"度伐利尤单抗""替雷利珠单抗"为中晚期一线治疗Ⅱ级推荐。
删除"仑伐替尼+帕博利珠单抗或纳武利尤单抗"一线治疗Ⅲ级推荐。

晚期胆道恶性肿瘤

全部为新增。

结直肠癌

将标题由"晚期结直肠癌"改为"结直肠癌"。

新增"非转移性结直肠癌"部分。

新增"纳武利尤单抗+伊匹木单抗"为 MSI-H/dMMR 晚期一线治疗Ⅲ级推荐、二线和三线治疗Ⅱ级推荐。

肾癌

将标题由"晚期肾癌"改为"肾癌"。

新增肾透明细胞癌新辅助治疗，并将"阿维鲁单抗+阿昔替尼（仅适用于高复发风险患者）"列为Ⅲ级推荐。

新增肾透明细胞癌辅助治疗，并将"帕博利珠单抗（仅适用于高复发风险患者）"列为Ⅰ级推荐。

将"帕博利珠单抗+阿昔替尼"升级为肾透明细胞癌晚期一线治疗（低风险组）的Ⅰ级推荐。

新增"纳武利尤单抗+伊匹木单抗"为肾透明细胞癌晚期一线治疗（低风险组）Ⅱ级推荐。

新增"仑伐替尼+帕博利珠单抗"为肾透明细胞癌晚期二线及以上治疗Ⅱ级推荐。

新增"纳武利尤单抗+卡博替尼"为肾透明细胞癌晚期二线及以上治疗Ⅲ级推荐。

尿路上皮癌

删除"阿替利珠单抗"晚期尿路上皮癌一线治疗Ⅲ级推荐。

删除"阿替利珠单抗""度伐利尤单抗"晚期尿路上皮癌二线及以上治疗Ⅲ级推荐。

新增"卡瑞利珠单抗"为尿路上皮癌晚期二线及以上治疗Ⅲ级推荐。

宫颈癌

新增"卡度尼利单抗"为宫颈癌晚期二线及以上治疗Ⅰ级推荐。

复发或转移性子宫内膜癌

新增"替雷利珠单抗（限 MSI-H/dMMR 患者）"为一线或后线治疗Ⅲ级推荐。

复发或难治性卵巢癌

将标题由"复发性卵巢癌"改为"复发或难治性卵巢癌"。

新增"替雷利珠单抗、恩沃利单抗和斯鲁利单抗（限 MSI-H/dMMR 患者）"为一线或后线治疗Ⅲ级推荐。

黑色素瘤

新增"普特利单抗"为皮肤黑色素瘤晚期二线治疗Ⅰ级推荐。

新增"普特利单抗"为黏膜黑色素瘤晚期一线或以上治疗Ⅲ级推荐。

复发/难治性恶性淋巴瘤

新增"帕博利珠单抗+吉西他滨+长春瑞滨+脂质体阿霉素""纳武利尤单抗+异环磷酰胺+依托泊苷+卡铂"和"纳武利尤单抗+维布妥昔单抗+苯达莫司汀"为经典型霍奇金淋巴瘤Ⅲ级推荐。

MSI-H/dMMR 和 TMB-H 实体瘤

新增 MSI-H/dMMR 结直肠癌新辅助免疫治疗，并将"纳武利尤单抗+伊匹木单抗"列为Ⅱ级推荐。

新增"替雷利珠单抗、斯鲁利单抗和普特利单抗"为 MSI-H/dMMR 晚期结直肠癌和晚期实体瘤二线及以上治疗Ⅰ级推荐。

新增"附录 2 NMPA 批准的免疫检查点抑制剂适应证"内容。

一、复发或转移性头颈部鳞癌

治疗线数	分层	Ⅰ级推荐	Ⅱ级推荐	Ⅲ级推荐
一线治疗	非鼻咽癌	帕博利珠单抗 + 顺铂 / 卡铂 + 5-FU（1A 类）[a] 帕博利珠单抗（PD-L1 CPS ≥ 1）（1A 类）[a]		帕博利珠单抗 + 西妥昔单抗（2A 类）[b] 纳武利尤单抗 + 西妥昔单抗（2A 类）[b]
	鼻咽癌	卡瑞利珠单抗 + 吉西他滨 + 顺铂（1A 类）[c] 特瑞普利单抗 + 吉西他滨 + 顺铂（1A 类）[c] 替雷利珠单抗 + 吉西他滨 + 顺铂（1A 类）[c]		
二线或挽救治疗	非鼻咽癌	纳武利尤单抗（1A 类）[d]	帕博利珠单抗（1A 类）[e]	
	鼻咽癌	特瑞普利单抗（2A 类）[f#] 卡瑞利珠单抗（2A 类）[f]		派安普利单抗（2A 类）[f] 纳武利尤单抗（2B 类）[f] 帕博利珠单抗（2B 类）[f]

\# 已纳入国家医保目录。

【注释】

a 基于 KEYNOTE-048 研究[1]，美国食品药品监督管理局（Food and Drug Administration，FDA）于 2019 年 6 月批准帕博利珠单抗联合化疗（铂类和 5-FU）作为一线方案治疗复发或转移性头颈部鳞癌，同时批准帕博利珠单抗单药治疗肿瘤细胞表达程序性死亡受体配体 -1（programmed cell death ligand-1，PD-L1）（CPS ≥ 1）的患者。在这项Ⅲ期随机对照试验（randomized controlled trial，RCT）中，帕博利珠单抗联合化疗的中位总生存（overall survival，OS）时间为 13.0 个月，显著优于以往标准的西妥昔单抗联合化疗的 10.7 个月（$HR=0.77$；95% CI 0.63~0.93；$P=0.006\,7$），并且在客观缓解率（objective response rate，ORR）、无进展生存（progression-free survival，PFS）和不良事件（adverse events，AEs）方面与后者没有显著差别。针对 CPS ≥ 1 的患者，帕博利珠单抗的中位 OS 为 12.3 个月，显著优于西妥昔单抗联合化疗的 10.3 个月（$HR=0.78$；95% CI 0.64~0.96；$P=0.008\,6$），并且在安全性方面显著优于后者。2020 年 12 月，国家药品监督管理局（National Medical Products Administration，NMPA）基于该项研究结果及亚洲患者的数据，批准帕博利珠单抗单药的适应证（CPS ≥ 20），但是基于整体人群的结果，本指南仍然将帕博利珠单抗单药作为 CPS ≥ 1 人群的Ⅰ级推荐。值得注意的是，帕博利珠单抗单药组的 ORR 和 PFS 明显低于联合化疗组，因此可能并不适用于肿瘤负荷巨大或疾病快速进展的患者。

b 2021—2022 年发表的两项前瞻性Ⅱ期临床试验中，西妥昔单抗分别与帕博利珠单抗或纳武利尤单抗组成无化疗方案一线治疗复发或转移性头颈部鳞癌[2-3]。结果显示，ORR 分别为 45% 和 37%，中位 PFS 分别为 6.5 个月和 6.15 个月，中位 OS 分别为 18.4 个月和 20.2 个月。该组合在安全性上优于免疫联合化疗的标准方案，较适合于无法耐受化疗并且疾病进展（progressive disease，PD）迅速或者经含铂类药物多模式治疗 6 个月内发生 PD 的患者。但上述两项研究的结果均基于小样本的单臂临床试验，需要大样本或随机对照研究的验证，因此本指南将其列为Ⅲ级推荐。

c 基于 CAPTAIN-1st[4]、JUPITER-02[5] 和 RATIONALE 309[6] 等研究，NMPA 分别于 2021 年 6 月、2021 年 11 月和 2022 年 6 月相继批准卡瑞利珠单抗、特瑞普利单抗和替雷利珠单抗联合化疗（吉西他滨和顺铂）作为一线方案治疗复发或转移性鼻咽癌。在 CAPTAIN-1st 研究中，卡瑞利珠单抗联合化疗的中位 PFS 为 9.7 个月，显著优于化疗的 6.9 个月（*HR*=0.54；95% *CI* 0.39~0.76；*P*=0.000 2）；在 JUPITER-02 研究中，特瑞普利单抗联合化疗同样改善了中位 PFS（11.7 个月 vs. 8.0 个月；*HR*=0.52；95% *CI* 0.36~0.74；*P*=0.000 3），并且这两项研究均显示改善 OS 的趋势。在 RATIONALE 309 研究中，替雷利珠单抗联合化疗的中位 PFS 为 9.6 个月，显著优于化疗的 7.4 个月（*HR*=0.50；95% *CI* 0.37~0.68；*P*<0.000 1），该研究采用了交叉治疗的设计，联合治疗组同时显示出包含 PD 后的整体 PFS 获益。

d 基于 CheckMate 141 研究[7]，FDA 于 2016 年 11 月批准纳武利尤单抗作为二线或挽救方案治疗以往经铂类治疗失败的复发或转移性头颈部鳞癌。在这项Ⅲ期 RCT 中，纳武利尤单抗的中位 OS 为 7.5 个月，显著优于传统的挽救治疗药物（甲氨蝶呤、多西他赛或西妥昔单抗）的 5.1 个月（*HR*=0.70；95% *CI* 0.52~0.92；*P*=0.010 1），并且在安全性和生活质量方面显著优于后者。该研究的 2 年随访结果显示，无论肿瘤细胞是否表达 PD-L1，患者均能从纳武利尤单抗治疗中获益[8]。2019 年 10 月，NMPA 批准纳武利尤单抗用于治疗肿瘤细胞 PD-L1 表达阳性的此类患者，因此本指南将该药列为Ⅰ级推荐。

e 基于 KEYNOTE-012 研究[9]，美国 FDA 于 2016 年 8 月快速批准帕博利珠单抗作为二线或挽救方案治疗以往经铂类治疗失败的复发或转移性头颈部鳞癌。在国内，帕博利珠单抗尚未获得二线治疗头颈部鳞癌的适应证，因此本指南将该药物列为Ⅱ级推荐。在后续验证性的Ⅲ期随机对照 KEYNOTE-040 研究[10]中发现，帕博利珠单抗的中位 OS 为 8.4 个月，显著优于传统的挽救治疗药物（甲氨蝶呤、多西他赛或西妥昔单抗）的 6.9 个月（*HR*=0.80；95% *CI* 0.65~0.98；*P*=0.016 1），并且在安全性方面显著优于后者。值得注意的是，该研究采用肿瘤细胞或免疫细胞的 PD-L1 表达（TPS ≥ 50% vs. <50%）作为分层因素之一，结果显示仅有 TPS ≥ 50% 的患者才能从帕博利珠单抗中获益，从而使欧洲药品委员会（European Medicines Agency，EMA）仅批准这部分患者的适应证。

f 基于 POLARIS-02 研究，NMPA 于 2021 年 2 月批准特瑞普利单抗三线治疗复发或转移性鼻咽癌，这是全球首个获批治疗鼻咽癌的免疫检查点抑制剂（immune checkpoint inhibitors，ICIs）。在这项大样本前瞻性Ⅱ期单臂临床试验中[11]，针对既往治疗过的复发或转移性鼻咽癌，特瑞普利单抗获得了 20.5% 的 ORR，中位 PFS 和 OS 分别为 1.9 个月和 17.5 个月。针对既往接受过至少 2 种系统治疗失败的患者，特瑞普利单抗获得了 23.9% 的 ORR，中位 PFS 和 OS 分别为 2.0 个月和 15.1 个月。随后，基于类似设计的单臂研究结果[12-13]，NMPA 于 2021 年 4 月批准卡瑞利珠单抗三线治疗复发或转移性鼻咽癌，而派安普利单抗的鼻咽癌适应证申请正在审核之中。其他针对复发或转移性鼻咽癌进行临床试验的 ICIs 包括纳武利尤单抗[14]和帕博利珠单抗[15]，同样显示出类似的治疗效果，但后者在 KEYNOTE-122 研究[16]中并没有显示出优于传统挽救化疗。

参考文献

[1] BURTNESS B, HARRINGTON KJ, GREIL R, et al. Pembrolizumab alone or with chemotherapy versus cetuximab with chemotherapy for recurrent or metastatic squamous cell carcinoma of the head and neck (KEYNOTE-048): A randomised, open-label, phase 3 study. Lancet, 2019, 394 (10212): 1915-1928.

[2] SACCO AG, CHEN R, WORDEN FP, et al. Pembrolizumab plus cetuximab in patients with recurrent or metastatic head and neck squamous cell carcinoma: An open-label, multi-arm, non-randomised, multicentre, phase 2 trial. Lancet Oncol, 2021, 22 (6): 883-892.

[3] CHUNG CH, LI J, STEUER CE, et al. Phase II multi-institutional clinical trial result of concurrent cetuximab and nivolumab in recurrent and/or metastatic head and neck squamous cell carcinoma. Clin Cancer Res, 2022, 28 (11): 2329-2338.

[4] YANG Y, QU S, LI J, et al. Camrelizumab versus placebo in combination with gemcitabine and cisplatin as first-line treatment for recurrent or metastatic nasopharyngeal carcinoma (CAPTAIN-1st): A multicentre, randomised, double-blind, phase 3 trial. Lancet Oncol, 2021, 22 (8): 1162-1174.

[5] MAI HQ, CHEN QY, CHEN D, et al. Toripalimab or placebo plus chemotherapy as first-line treatment in advanced nasopharyngeal carcinoma: A multicenter randomized phase 3 trial. Nat Med, 2021, 27 (9): 1536-1543.

[6] ZHANG L, YANG Y, PAN JJ, et al. RATIONALE 309: Updated progression-free survival (PFS), PFS after next line of treatment, and overall survival from a phase 3 double-blind trial of tislelizumab versus placebo, plus chemotherapy, as first-line treatment for recurrent/metastatic nasopharyngeal cancer. ASCO, 2022: abstract 384950.

[7] FERRIS RL, BLUMENSCHEIN GJR, FAYETTE J, et al. Nivolumab for recurrent squamous-cell carcinoma of the

head and neck. N Engl J Med, 2016, 375 (19): 1856-1867.

[8] FERRIS RL, BLUMENSCHEIN GJR, FAYETTE J, et al. Nivolumab vs investigator's choice in recurrent or meta-static squamous cell carcinoma of the head and neck: 2-year long-term survival update of CheckMate 141 with analy-ses by tumor PD-L1 expression. Oral Oncol, 2018, 81: 45-51.

[9] SEIWERT TY, BURTNESS B, MEHRA R, et al. Safety and clinical activity of pembrolizumab for treatment of recur-rent or metastatic squamous cell carcinoma of the head and neck (KEYNOTE-012): An open-label, multicentre, phase 1b trial. Lancet Oncol, 2016, 17 (7): 956-965.

[10] COHEN EEW, SOULIÉRES D, LE TOURNEAU C, et al. Pembrolizumab versus methotrexate, docetaxel, or cetux-imab for recurrent or metastatic head-and-neck squamous cell carcinoma (KEYNOTE-040): A randomised, open-label, phase 3 study. Lancet, 2019, 393 (10167): 156-167.

[11] WANG FH, WEI XL, FENG J, et al. Efficacy, safety, and correlative biomarkers of toripalimab in previ-ously treated recurrent or metastatic nasopharyngeal carcinoma: A phase Ⅱ clinical trial (POLARIS-02). J Clin Oncol, 2021, 39 (7): 704-712.

[12] FANG W, YANG Y, MA Y, et al. Camrelizumab (SHR-1210) alone or in combination with gemcitabine plus cispla-tin for nasopharyngeal carcinoma: Results from two single-arm, phase 1 trials. Lancet Oncol, 2018, 19 (10): 1338-1350.

[13] CHEN X, HU C, WANG W, et al. A phase Ⅱ study of the anti-programmed cell death-1 (PD-1) antibody penpulimab in patients with metastatic nasopharyngeal carcinoma (NPC) who had progressed after two or more lines of chemo-therapy: Updated results. ESMO, 2021, Abstract 909P.

[14] MA BBY, LIM WT, GOH BC, et al. Antitumor activity of nivolumab in recurrent and metastatic nasophar-yngeal carcinoma: An international, multicenter study of the Mayo Clinic phase 2 consortium (NCI-9742). J Clin Oncol, 2018, 36 (14): 1412-1418.

复发或转移性头颈部鳞癌

［15］HSU C, LEE SH, EJADI S, et al. Safety and antitumor activity of pembrolizumab in patients with pro-
grammed death-ligand 1-positive nasopharyngeal carcinoma: Results of the KEYNOTE-028 study. J Clin
Oncol, 2017, 35 (36): 4050-4056.

［16］CHAN ATC, LEE VHF, HONG RL, et al. Pembrolizumab monotherapy versus chemotherapy in platinum-
pretreated, recurrent or metastatic nasopharyngeal cancer (KEYNOTE-122): An open-label, randomized, phase Ⅲ
trial. Ann Oncol, 2023, 34 (3): 251-261.

复发或转移性头颈部鳞癌

二、食管癌

食管癌

治疗线数	I 级推荐	II 级推荐	III 级推荐
晚期一线治疗	帕博利珠单抗 + 顺铂 +5-FU（1A 类）[a] 特瑞普利单抗 + 顺铂 + 紫杉醇（1A 类）[b] 信迪利单抗 + 顺铂 + 紫杉醇 /5-FU（1A 类）[c] 纳武利尤单抗 + 顺铂 +5-FU（1A 类）[d] 纳武利尤单抗 + 伊匹木单抗（1A 类）[d] 卡瑞利珠单抗 + 顺铂 + 紫杉醇（1A 类）[e] 斯鲁利单抗 + 顺铂 +5-FU（1A 类）[f] 替雷利珠单抗 + 顺铂 / 奥沙利铂 +5-FU/ 紫杉醇（1A 类）[g]		
晚期二线治疗	卡瑞利珠单抗（1A 类）[h]# 帕博利珠单抗（PD-L1 CPS ≥ 10）（1A 类）[i] 替雷利珠单抗（1A 类）[j]#	纳武利尤单抗 （2A 类）[k]	
后线治疗 [l]			
新辅助治疗			
辅助治疗 [m]	纳武利尤单抗（1A 类）		

\# 已纳入国家医保目录。

【注释】

a KEYNOTE-590 研究[1]是一项全球多中心随机、双盲、Ⅲ期临床试验，旨在评估帕博利珠单抗联合化疗（顺铂和 5-FU）一线治疗局部晚期或转移性食管腺癌、食管鳞癌和胃食管连接部 Siewert Ⅰ型腺癌患者的疗效。结果显示，在意向治疗（intent-to-treat，ITT）人群中，帕博利珠单抗联合化疗组较化疗组的中位 OS（12.4 个月 vs. 9.8 个月；*HR*=0.73，95% *CI* 0.62~0.86；*P*<0.000 1）和 PFS（6.3 个月 vs. 5.8 个月；*HR*=0.65，95% *CI* 0.55~0.76；*P*<0.000 1）均有显著延长，死亡风险降低 27%，疾病进展或死亡风险降低 35%。其中，在 PD-L1 CPS ≥ 10 的人群中，研究组较化疗组的生存优势更为明显。在食管鳞癌（占 ITT 人群的 73%）人群中，研究组的中位 OS 为 12.6 个月，较化疗组（9.8 个月）显著延长（*HR*=0.72，95% *CI* 0.60~0.88；*P*=0.000 6），死亡风险降低 28%；中位 PFS 为 6.3 个月，较化疗组（5.8 个月）显著延长（*HR*=0.65，95% *CI* 0.54~0.78）。中国亚组（*n*=106）数据表明，帕博利珠单抗联合化疗组的中位 OS 为 10.5 个月，中位 PFS 为 6.2 个月，显著优于化疗组（OS=8.0 个月；PFS=4.6 个月），标志物分析显示 PD-L1 CPS ≥ 10 的患者获益更加明显（*HR*=0.33，95% *CI* 0.16~0.66）。该研究中亚洲占比 52%，证据类别为 1A 类，因此本指南将其列为 Ⅰ 级推荐。基于该研究，NMPA 已经批准帕博利珠单抗联合铂类和氟尿嘧啶类药物用于局部晚期不可切除或转移性食管或胃食管结合部癌患者的一线治疗。

b JUPITER-06 研究是一项国内多中心的随机对照研究，旨在比较特瑞普利单抗联合化疗（紫杉醇＋顺铂）对比安慰剂联合化疗用于一线治疗晚期食管鳞癌的疗效[2]。在中期分析中，特瑞普利单抗联合化疗人群的 OS 时间和 PFS 时间均显著优于化疗（OS 17 个月 vs. 11 个月；$HR=0.58$；95% CI 0.425~0.783；$P=0.000\,36$；PFS 5.7 vs. 5.5 个月，$HR=0.58$，95% CI 0.461~0.738；$P<0.000\,01$）。亚组分析显示，CPS ≥ 1 分的人群中联合免疫治疗组的生存优势明显（$HR=0.61$，95% CI 0.435~0.870），但 CPS<1 分的人群则未体现这一趋势（$HR=0.61$；95% CI 0.297~1.247）。基于该研究，NMPA 已经批准特瑞普利单抗联合紫杉醇和顺铂用于不可切除局部晚期 / 复发或转移性食管鳞癌的一线治疗。

c ORIENT-15 研究是首个针对全球食管鳞癌的一线免疫治疗联合化疗的研究[3]，旨在评估信迪利单抗联合化疗对比化疗一线治疗晚期食管癌的疗效。研究发现，信迪利单抗联合化疗较化疗全面改善 OS（16.7 个月 vs. 12.5 个月；$HR=0.628$；95% CI 0.51~0.78；$P<0.000\,1$）、PFS（7.2 个月 vs. 5.7 个月；$HR=0.558$，95% CI 0.461~0.676，$P<0.000\,1$）和 ORR（66.1% vs. 45.5%；$P<0.000\,1$）。亚组分析中，联合治疗组在各个人群亚组中都可以体现出生存优势，其中无论 PD-L1 表达，信迪利单抗联合化疗都显示出更优的预后（PD-L1 CPS ≥ 10 分亚组：$HR=0.638$；95% CI 0.48~0.85；CPS<10 分亚组：$HR=0.617$；95% CI 0.45~0.85）。基于该研究，NMPA 已经批准信迪利单抗联合紫杉醇和顺铂或氟尿嘧啶和顺铂用于不可切除的局部晚期、复发或转移性食管鳞癌的一线治疗。

d CheckMate 648 研究[4]是一项全球多中心的随机、Ⅲ期临床研究，旨在评估与单纯化疗（5-氟尿嘧啶 + 顺铂）相比，纳武利尤单抗联合化疗或联合伊匹木单抗一线治疗晚期食管鳞癌的疗效。结果显示，纳武利尤单抗联合化疗与单纯化疗相比，mOS 为 13.2 个月 vs. 10.7 个月（$HR=0.74$；95% CI 0.58~0.96；$P=0.002\,1$）。在肿瘤细胞 PD-L1 ≥ 1% 人群中，纳武利尤单抗组的 OS 获益更加显著，分别为 15.4 个月 vs. 9.1 个月（$HR=0.54$；95% CI 0.37~0.80；

$P<0.0001$）。在安全性方面，纳武利尤单抗组 47% 发生 3~4 级治疗相关不良事件（treatment-related adverse events，TRAEs），18% 发生严重 TRAEs；化疗组 36% 发生 3~4 级 TRAEs，18% 发生严重 TRAEs，联合疗法总体安全性良好可管理。该研究同样也探索了纳武利尤单抗联合伊匹木单抗双免疗法的疗效，双免治疗在全人群和 PD-L1 ≥ 1% 人群中较化疗组均体现出良好的生存优势（全人群 OS，12.8 个月 vs. 10.7 个月；$HR=0.78$；95% CI 0.65~0.98；PD-L1 ≥ 1% 人群 OS，13.7 个月 vs. 9.1 个月；$HR=0.64$; 95% CI 0.46-0.90）。缓解持续时间（duration of remission，DoR）在全人群中分别为 11.1 个月 vs 7.1 个月，PD-L1 ≥ 1% 人群分别为 11.8 个月 vs. 5.7 个月。纳武利尤单抗联合伊匹木单抗组的 3~4 级 TRAE 发生率为 32%，低于化疗组（36%）。2023 年 ASCO-GI 会议上，CheckMate 648 研究更新了 29 个月随访时间数据，结果显示纳武利尤单抗联合方案可持续改善患者的生存获益且耐受性良好。基于 CheckMate 648 研究，NMPA 批准了纳武利尤单抗联合氟尿嘧啶类和含铂化疗用于晚期或转移性食管鳞癌患者的一线治疗。

e ESCORT-1ST 研究是全球第一个针对中国食管鳞癌一线免疫治疗的研究，旨在探索卡瑞利珠单抗联合紫杉醇 / 顺铂一线治疗晚期食管癌的疗效[5]。结果显示，相比于安慰剂联合化疗，卡瑞利珠单抗联合化疗显著延长患者生存时间（15.3 个月 vs. 12.0 个月；$HR=0.70$；95% CI 0.56~0.88；$P=0.001$）和无进展生存期（6.9 个月 vs. 5.6 个月；$HR=0.56$；95% CI 0.46~0.68；$P<0.001$）。卡瑞利珠单抗联合化疗和联合安慰剂的客观应答率分别为 72.1% 和 62.1%。基于该研究结果，卡瑞利珠单抗联合紫杉醇和顺铂已被 NMPA 批准用于不可切除局部晚期 / 复发或转移性食管鳞癌患者的一线治疗。

f ASTRUM-007 研究[6]试验结果表明，斯鲁利单抗联合化疗（顺铂 +5-FU）在一线、局部晚期 /

转移性、PD-L1 阳性食管鳞癌患者中表现出了显著的疗效和良好的安全性。斯鲁利单抗联合化疗组和安慰剂联合化疗组的中位 PFS 为 5.8 个月 vs. 5.3 个月（$HR=0.60$，$P<0.0001$），降低了患者 40% 的疾病进展风险；OS 为 15.3 个月 vs. 11.8 个月（$HR=0.68$，$P=0.0020$），降低了患者 32% 的死亡风险，取得了双阳性的结果。基于该试验，目前斯鲁利单抗联合化疗用于治疗食管鳞癌的上市注册申请已获得 NMPA 受理。

g RATIONALE 306 研究[7]评估了替雷利珠单抗联合化疗对比安慰剂联合化疗一线治疗晚期或转移性食管鳞癌的疗效与安全性。试验组中位 OS 较于对照组取得了显著改善（17.2 个月 vs. 10.6 个月，$HR=0.66$，$P<0.0001$），且无论患者 PD-L1 评分均能获益（PD-L1 评分 ≥ 10%：OS 16.6 个月 vs. 10.0 个月，$HR=0.62$；PD-L1 评分 < 10%：OS 16.7 个月 vs. 10.4 个月，$HR=0.72$）。试验组的 PFS 相较于对照组同样显著改善（7.3 个月 vs. 5.6 个月，$HR=0.62$，$P<0.0001$），且肿瘤 ORR 更高、更持久（试验组：ORR 63.5%，DoR 7.1 个月；对照组 ORR 42.4%，DoR 5.7 个月）。该研究的结果支持替雷利珠单抗联合化疗作为晚期食管鳞癌患者的一线治疗选择。

h ESCORT 研究[8]评估了卡瑞利珠单抗对比研究者选择的化疗用于一线化疗失败的局部晚期或转移性食管鳞癌的疗效与安全性。主要终点为 OS，次要终点为 PFS、ORR、DoR 和安全性。结果显示，卡瑞利珠单抗显著优于化疗组，中位 OS 达到 8.3 个月，而化疗组仅为 6.2 个月，死亡风险降低 29%，差异达到统计学意义（$HR=0.71$；95% CI 0.57~0.87；$P=0.001$）；12 个月的 OS 率分别为 33.7% 和 23.3%。亚组分析显示，接受卡瑞利珠单抗治疗的全部亚组患者均可获益。中位 PFS 达到 1.9 个月，降低 PD/死亡风险 31%，差异有统计学意义（$HR=0.69$；95% CI 0.56~0.86；$P=0.0006$）；中位 DoR 达到 7.4 个月，而化疗组仅为 3.4 个月。卡瑞利珠单抗组 ORR 为 20.2%，化疗组为 6.4%。卡瑞利珠单抗组疾病控制率（disease control rate，DCR）为 44.7%，化疗组为 34.5%。该研究为目前入组中国食管鳞癌患者最多的前瞻性 RCT，故证据类别为 1A 类，本指南将其列为 I 级推荐。基于该研究，NMPA 已经批准卡瑞利珠单抗用于治疗既往接受过一线标准化疗后疾病进展或不可耐受的局部晚期或转移性食管鳞癌。

i KEYNOTE-181 研究[9]比较了帕博利珠单抗与研究者选择的化疗在晚期或转移性食管鳞癌或腺癌 /Siewert I 型食管胃结合部腺癌患者二线治疗中的疗效。在 PD-L1 CPS ≥ 10 的患者中，帕博利珠单抗组显著优于化疗组（包括紫杉醇、多西他赛或伊立替康），中位 OS 达到 9.3 个月，而化疗组仅为 6.7 个月，死亡风险降低 31%，差异达到统计学意义（HR=0.69；95% CI 0.52~0.93；P=0.007 4）；18 个月的 OS 率也更优，为 26%，化疗组为 11%。在食管鳞癌患者中，帕博利珠单抗组的 OS 也有临床意义上的改善，达到 8.2 个月，化疗组为 7.1 个月（HR=0.78；95% CI 0.63~0.96；P=0.009 5）；18 个月的 OS 率两组分别为 23% 和 12%。在 ITT 人群中，帕博利珠单抗组的 OS 较化疗组虽然差异无统计学意义（中位 OS，7.1 个月 vs. 7.1 个月；HR=0.89；95% CI 0.75~1.05；P=0.056 0），但有临床获益的趋势，18 个月的 OS 率分别为 18% 和 10%。在 2019 年 CSCO 和 ESMO 上，分别公布了帕博利珠单抗治疗既往接受过全身治疗的复发性局部晚期或转移性食管癌的全球多中心的 III 期临床研究（KEYNOTE-181）的亚洲和中国拓展队列的分析结果[10-11]。中国人群数据分析的主要终点与整体研究一致，为 ITT 群体、食管鳞癌群体、PD-L1 CPS ≥ 10 群体的 OS 12 个月 vs. 5.3 个月（HR=0.34；95% CI 0.17~0.69）。该研究为前瞻性 RCT，故证据类别为 1A 类，本指南将其列为 I 级推荐。基于该研究，NMPA 已经批准帕博利珠单抗单药用于 PD-L1 表达（CPS ≥ 10）的、既往一线全身治疗失败的局部晚期或转移性食管鳞癌。

j RATIONALE 302 是一项全球多中心、随机、安慰剂对照、双盲Ⅲ期临床研究，也是第一个食管鳞癌全球研究[12]，旨在探索替雷利珠单抗对比化疗用于晚期食管鳞癌二线治疗的疗效与安全性。结果显示，在 ITT 人群中，替雷利珠单抗治疗组 OS 达 8.6 个月，化疗组为 6.3 个月，差异达到统计学差异（ *HR*=0.70；95% *CI* 0.57~0.85；*P*=0.000 1 ）。在 PD-L1 CPS ≥ 10% 人群中，替雷利珠单抗组 OS 获益更加显著，达 10.3 个月，而化疗组仅为 6.8 个月。此外，在 ITT 人群中，替雷利珠单抗组 ORR 为 20.3%，中位 DoR 达 7.1 个月，而化疗组为 9.8% 和 4.0 个月。基于该研究，NMPA 已经批准替雷利珠单抗用于治疗既往接受过一线标准化疗后进展或不可耐受的局部晚期或转移性食管鳞癌。

k ATTRACTION-03 是一项全球性多中心、随机、开放标签研究，在对先前接受的氟尿嘧啶和含铂药物难治或不耐受的不可切除性晚期或复发性食管癌患者中开展，评估了纳武利尤单抗相对于化疗（多西他赛或紫杉醇）的疗效和安全性[13]。最终分析结果显示，与化疗组相比，纳武利尤单抗治疗组 OS 达到 10.9 个月，化疗组为 8.4 个月，死亡风险降低 23%，差异达到统计学意义（ *HR*=0.77；95% *CI* 0.62~0.96；*P*=0.019 ）。无论肿瘤 PD-L1 表达情况（ TPS 评分），均有生存获益。中位 DoR 达到 6.9 个月，而化疗组仅为 3.9 个月。纳武利尤单抗组 ORR 和 DCR 分别为 19% 和 37%，而化疗组为 22% 和 63%。3 年后该研究更新了随访数据，通过 BOR（最佳反应）对 OS 进一步做了探索性分析。结果显示，纳武利尤单抗组存活 3 年的患者主要集中在 BOR 为 SD 或 PD 的患者：14/23（60.9%）；化疗组存活 3 年的大多数患者的 BOR 为 CR 或 PR6/8（75%）。无论 BOR 如何，纳武利尤单抗组与化疗组相比，OS 持续改善（CR/PR：19.9 个月 vs. 15.4 个月；SD：17.4 个月 vs. 8.8 个月；PD：7.6 个月 vs. 4.2 个月）。

l 在特瑞普利单抗挽救治疗食管鳞癌的ⅠB/Ⅱ期开放标签研究中[14]，有48例食管癌患者的临床疗效可以评估，其中1例完全缓解（complete response，CR），8例部分缓解（partial response，PR），ORR为22.9%，DCR为50%，初步结果显示在食管癌的临床应答与患者PD-L1表达水平无关。

m CheckMate 577研究[15]是一项全球Ⅲ期、随机、安慰剂对照的双盲研究，入组Ⅱ/Ⅲ期食管癌和胃食管结合部肿瘤，包括腺癌或鳞癌患者。入组患者均接受过新辅助放化疗，并进行了R0手术切除，但术后标本病理学评估患者有残留肿瘤，≥ypT1或ypN1。研究共入组了794例患者，2:1随机分配至接受纳武利尤单抗240mg，每2周一次×16周，之后为480mg每4周一次治疗，或安慰剂治疗，总计治疗时长为1年。纳武利尤单抗和安慰剂组分别有532例和262例。入组人群包括欧洲（38%）、美国和加拿大（32%）、亚洲（13%）和其他地区（16%）。主要研究终点为无疾病生存期（disease-free survival，DFS）；次要终点为OS和1、2、3年OS率。研究结果显示：患者的中位随访时间至32.2个月，纳武利尤单抗对比安慰剂显著延长DFS，疾病复发风险降低33%，两组的中位DFS分别为22.4个月和10.4个月（$HR=0.67$，95% CI 0.55~0.81）。亚组分析显示，在预先设定的所有亚组患者中，均观察到一致的DFS获益。安全性分析显示，纳武利尤单抗对比安慰剂组，任意级别的TRAEs发生率分别为71% vs. 47%、3~4级TRAEs发生率分别为14% vs. 6%，严重TRAEs发生率分别为8% vs. 3%。该研究为全球多中心前瞻性大样本随机对照试验，故证据类别为ⅠA类；2022年6月，NMPA批准纳武利尤单抗用于经新辅助放化疗及完全手术切除后仍有病理学残留的食管癌或胃食管连接部癌患者的辅助治疗，因此本指南将其列为Ⅰ级推荐。

参考文献

[1] KATO K, SUN JM, MANISH A, et al. LBA8_PR Pembrolizumab plus chemotherapy versus chemotherapy as first-line therapy in patients with advanced esophageal cancer: The phase 3 KEYNOTE-590 study. Ann Oncol, 2020, 31 (suppl_4): S1142-S1215.

[2] XU RH, WANG F, CUI C, et al. 1373MO JUPITER-06: A randomized, double-blind, phase III study of toripalimab versus placebo in combination with first-line chemotherapy for treatment naive advanced or metastatic esophageal squamous cell carcinoma (ESCC). Ann Oncol, 2021, 32 (suppl_5): S1041

[3] SHEN L, LU Z, WANG J, et al. LBA52 Sintilimab plus chemotherapy versus chemotherapy as first-line therapy in patients with advanced or metastatic esophageal squamous cell cancer: First results of the phase III ORIENT-15 study. Ann Oncol, 2021, 32 (suppl_5): S1283

[4] CHAU I, DOKI Y, AJANI JA, et al. Nivolumab (NIVO) plus ipilimumab (IPI) or NIVO plus chemotherapy (chemo) versus chemo as first-line (1L) treatment for advanced esophageal squamous cell carcinoma (ESCC): First results of the CheckMate 648 study. J Clin Oncol, 2021, 39 (8_suppl): BA4001.

[5] XU RH, LUO H, LU J, et al. ESCORT-1st: A randomized, double-blind, placebo-controlled, phase 3 trial of camrelizumab plus chemotherapy versus chemotherapy in patients with untreated advanced or metastatic esophageal squamous cell carcinoma (ESCC). Clin Oncol, 2021, 39 (5_suppl): 4000.

[6] HUANG J, SONG Y, KOU X, et al. 69O First-line serplulimab versus placebo in combination with chemotherapy in PDL1-positive oesophageal squamous cell carcinoma (ASTRUM-007): A randomised, double-blind, multicentre phase III study. Ann Oncol, 2022, 33 (suppl_9): S1457-S1458.

[7] YOON H, KATO K, RAYMOND E, et al. LBA-1 RATIONALE 306: Randomized, global, placebo-controlled, dou-

食管癌

ble-blind phase 3 study of tislelizumab plus chemotherapy versus chemotherapy as first-line treatment for advanced or metastatic esophageal squamous cell carcinoma (ESCC). Ann Oncol, 2022, 33 (suppl_4): S375.

［8］ HUANG J, XU JM, CHEN Y, et al. Phase 3 study of camrelizumab vs chemotherapy for locally advanced/metastatic esophageal cancer: the ESCORT study. ESMO, 2019.

［9］ KOJIMA T, MURO K, FRANCOIS E, et al. Pembrolizumab versus chemotherapy as second-line therapy for advanced esophageal cancer: Phase Ⅲ KEYNOTE-181 study. J Clin Oncol, 2019, 37 (4_suppl): 2.

［10］ 沈琳, 陈嘉, MURO K, 等. 帕博利珠单抗对比化疗二线治疗晚期/转移性食管腺癌或鳞状细胞癌: KEY-NOTE-181 亚洲亚组分析. CSCO, 2019.

［11］ CHEN J, LUO S, CHENG Y, et al. Pembrolizumab versus chemotherapy in patients with advanced/metastatic adenocarcinoma or squamous cell carcinoma of the esophagus as second-line therapy: Analysis of the Chinese subgroup in KEYNOTE-181. Ann Oncol, 2019, 30 (suppl_5): v294.

［12］ SHEN L, KATO K, KIM SB, et al. RATIONALE 302: Randomized, phase 3 study of tislelizumab versus chemotherapy as second-line treatment for advanced unresectable/metastatic esophageal squamous cell carcinoma. J Clin Oncol, 2021, 9 (15_suppl): 4012.

［13］ KATO K, CHO BC, TAKAHASHI M, et al. Nivolumab versus chemotherapy in patients with advanced oesophageal squamous cell carcinoma refractory or intolerant to previous chemotherapy (ATTRACTION-3): A multicentre, randomised, open-label, phase 3 trial. Lancet Oncol, 2019, 20 (11): 1506-1517.

［14］ WANG FH, SHI JH, SHEN L, et al. Recombinant humanized anti-PD-1 monoclonal anti-body (JS001) as salvage treatment for advanced esophageal squamous cell carcinoma: Preliminary results of an open-label, multicohort, phase Ⅰb/Ⅱ clinical study. J Clin Oncol, 2018, 36 (4suppl): 116.

［15］ KELLY RJ, AJANI JA, KUZDZAL J, et al. LBA9_PR Adjuvant nivolumab in resected esophageal or gastroesophageal junction cancer (EC/GEJC) following neoadjuvant chemoradiation therapy: First results of the CheckMate 577 study. Ann Oncol, 2020, 31 (suppl_4): S1193-S1194.

食管癌

三、非小细胞肺癌

无驱动基因突变的非鳞非小细胞肺癌 [a]

治疗线数	I 级推荐	II 级推荐	III 级推荐
晚期一线治疗	帕博利珠单抗（限 PD-L1 TPS≥50%）（1A 类）[b]（PD-L1 TPS 1%~ 49%）（2A 类）[b] 阿替利珠单抗（限 PD-L1 TC ≥ 50% 或 IC ≥ 10%）（1A 类）[c] 帕博利珠单抗 + 培美曲塞 + 铂类（1A 类）[d] 卡瑞利珠单抗 + 培美曲塞 + 铂类（1A 类）[e#] 信迪利单抗 + 培美曲塞 + 铂类（1A 类）[f#] 替雷利珠单抗 + 培美曲塞 + 铂类（1A 类）[g#] 阿替利珠单抗 + 培美曲塞 + 卡铂（1A 类）[h] 舒格利单抗 + 培美曲塞 + 铂类（1A 类）[i] 特瑞普利单抗 + 培美曲塞 + 铂类（1A 类）[j#]	阿替利珠单抗 + 紫杉醇 + 卡铂 + 贝伐珠单抗（1A 类）[k] 阿替利珠单抗 + 白蛋白紫杉醇 + 卡铂（1A 类）[l] 纳武利尤单抗 + 伊匹木单抗（限 PD-L1 ≥ 1%）（1A 类）[m] 纳武利尤单抗 + 伊匹木单抗和 2 周期培美曲塞 + 铂类（1A 类）[n]	
晚期二线治疗	纳武利尤单抗（1A 类）[o] 替雷利珠单抗（1A 类）[p]	帕博利珠单抗（限 PD-L1 TPS ≥ 1%）（1A 类）[q] 阿替利珠单抗（1A 类）[r]	

无驱动基因突变的非鳞非小细胞肺癌（续）

治疗线数	Ⅰ级推荐	Ⅱ级推荐	Ⅲ级推荐
局部晚期巩固治疗	同步化放疗后使用度伐利尤单抗（1A 类）[s] 同步或序贯放化疗后使用舒格利单抗（1A 类）[t]		
辅助治疗	ⅡA~ⅢA 期术后辅助化疗后使用阿替利珠单抗（PD-L1 TC ≥ 1%）（1A 类）[u]	ⅠB 期（T_{2a} ≥ 4cm）、Ⅱ 或 ⅢA 期术后铂类化疗后使用帕博利珠单抗（1A 类）[v]	
新辅助治疗	纳武利尤单抗 + 含铂化疗（1A 类）[w]		

\# 已纳入国家医保目录。

【注释】

a 依据 CSCO 指南及药物可及性，目前非小细胞肺癌（non-small cell lung cancer，NSCLC）的驱动基因主要检测 *EGFR*、*ALK* 和 *ROS1* 等。其余驱动基因突变与免疫治疗疗效的关系因研究数据有限，仅作简要叙述：IMMUNOTARGET 研究[1] 对程序性细胞死亡蛋白 -1（programmed cell death protein-1，PD-1）抑制剂和驱动基因突变亚组的结果进行了报道，截至 2018 年 4 月，共纳入 551 例患者，大部分患者使用了纳武利尤单抗或帕博利珠单抗，最佳治疗反应分别为 *KRAS* 26%，*BRAF* 24%，*ROS1* 17%，*MET* 16%，*EGFR* 12%，*HER-2* 7%，*RET* 6% 和 *ALK* 0。

b 基于Ⅲ期 KEYNOTE-024 和 KEYNOTE-042 研究，FDA 和 NMPA 已批准帕博利珠单抗作为 PD-L1 TPS ≥ 50% 或 ≥ 1% 且 *EGFR/ALK* 阴性或未知的Ⅳ期 NSCLC 患者的一线治疗，故本指南予以 Ⅰ级推荐。在 KEYNOTE-024 研究[2]中，帕博利珠单抗组与化疗组相比，中位 PFS 分别为 10.3 个月 *vs.* 6.0 个月（*HR*=0.50；95% *CI* 0.37~0.68；*P* < 0.001），ORR 为 44.8% vs. 27.8%。同时，帕博利珠单抗组与化疗组相比，3 级以上 TRAEs 发生率更低（26.6% vs. 53.3%）。2020 年更新的 KEYNOTE-024 研究的 OS 数据显示[3]：帕博利珠单抗组和化疗组的 OS 分别为 26.3 个月 vs. 13.4 个月（*HR*=0.62；95% *CI* 0.48~0.81；*P*= 0.002），5 年生存率分别为 31.9% 和 16.3%。在 KEYNOTE-042 研究[4]中，帕博利珠单抗组与化疗组相比，PD-L1 表达 ≥ 50% 的患者经帕博利珠单抗单药一线治疗的中位 OS 分别为 20.0 个月 vs. 12.2 个月（*HR*=0.69；95% *CI* 0.56~0.85；*P*=0.000 3），同时在安全性方面，帕博利珠单抗组与化疗组相比，3 级及以上 TRAEs 发生率更低（18.0% vs. 41.0%）。亚组分析显示 PD-L1 TPS 为 1%~ 49% 的人群应用帕博利珠单抗与化疗相当，中位 OS 分别为 13.4 个月 vs. 12.1 个月（*HR*=0.90；95% *CI* 0.77~1.06），提示对于有化疗禁忌的患者，帕博利珠单抗可作为一种选择。在 KEYNOTE-042 研究的中国亚组人群数据方面，帕博利珠单抗组与化疗组相比，PD-L1 表达在 ≥ 50% 和 ≥ 1% 的人群中均有中位 OS 获益（ ≥ 50%，24.5 个月 vs. 13.8 个月，*HR*=0.63；≥ 1%：20.2 个月 vs. 13.5 个月，*HR*=0.67），安全性与全球研究中观察到的一致，没有新发的安全性信号。

c 基于Ⅲ期 IMpower110 研究，FDA 和 NMPA 均批准阿替利珠单抗作为 PD-L1 高表达［定义为肿瘤细胞（tumor cells，TC）≥50%或肿瘤浸润免疫细胞（tumor-infiltrating immune cells，IC）≥10%]且 EGFR/ALK 阴性的Ⅳ期 NSCLC 患者的一线治疗。本指南予以Ⅰ级推荐。IMpower110 研究[5]PD-L1 高表达野生型人群中，阿替利珠单抗组与化疗组相比，ORR 分别为38.3% vs. 28.6%，中位 PFS 分别为 8.1 vs. 5.0 个月（HR=0.63；95% CI 0.45~0.88；P<0.000 01），中位 OS 分别为 20.2 个月和 13.1 个月（HR=0.59；95% CI 0.40~0.89；P=0.010 6）。同时，阿替利珠单抗组与化疗组相比，治疗相关的 3~4 级 TRAEs 发生率更低（12.9% vs. 44.1%）。研究中对3 种 PD-L1 检测抗体（SP142、22C3 和 SP263）互用性进行了回顾探索，结果显示，不同抗体按各自判读标准筛选的 PD-L1 高表达水平人群具有较高的重叠，且 OS 获益较为一致，OS 分别为 22C3（TPS≥50%）：20.2 vs. 11.0 个月，SP263（TC≥50%）：19.5 vs. 16.1 个月。

d 基于Ⅲ期 KEYNOTE-189 研究，FDA 及 NMPA 批准帕博利珠单抗联合培美曲塞/卡铂（或顺铂）作为 EGFR 突变和 ALK 重排检测阴性或未知的Ⅳ期非鳞 NSCLC 的一线治疗，且不需考虑其PD-L1 表达水平，故本指南予以Ⅰ级推荐。在 KEYNOTE-189 研究[6, 7]中，帕博利珠单抗联合化疗组与单独化疗组相比，ORR 为 48.3% vs. 19.9%，中位 PFS 为 9.0 个月 vs. 4.9 个月（HR=0.50；95% CI 0.41~0.59；P<0.001），中位 OS 为 22.0 个月 vs. 10.6 个月（HR=0.60；95% CI 0.50~0.72；P<0.001，3 级及以上 TRAEs 发生率相似（67.2% vs. 65.8%）。

e 基于Ⅲ期 CameL 研究，NMPA 批准卡瑞利珠单抗联合培美曲塞和卡铂用于 EGFR/ALK 阴性的不可切除的局部晚期或转移性非鳞 NSCLC 的一线治疗，且这种联合模式已纳入我国国家医保，因此本指南做Ⅰ级推荐。在 CameL 研究[8]中，卡瑞利珠单抗联合培美曲塞＋卡铂与单独化疗组相比，ORR 为 60.5% vs. 38.6%（P<0.000 1），中位 PFS 为 11.3 个月 vs. 8.3 个月（P=0.000 1），

中位 OS 为 27.9 个月 vs. 20.5 个月（$P=0.011\,7$），3 级及以上 TRAEs 的发生率分别为 69% vs. 47%。未观察到发生率 ≥5% 的 3 级及以上免疫相关的不良事件（immune-related adverse events，irAEs），≥3 级的反应性皮肤毛细血管增生症（reactive capillary endothelial proliferation，RCCEP）仅发生 2 例，安全性可接受。

f 基于Ⅲ期 ORIENT-11 研究，NMPA 批准信迪利单抗联合培美曲塞和铂类化疗用于 *EGFR* 基因突变阴性和 *ALK* 阴性的不可手术切除的局部晚期或转移性非鳞 NSCLC 的一线治疗，故本指南予以Ⅰ级推荐。在 ORIENT-11 研究[9]中，信迪利单抗联合化疗组与化疗组的 ORR 为 51.9% vs. 29.8%（$P=0.000\,03$），中位 PFS 为 8.9 个月 vs. 5.0 个月（$HR=0.482$；95% CI 0.362~0.643；$P<0.000\,01$），6 个月 PFS 率 68.3% vs. 42.0%，且无论 PD-L1 表达状态，信迪利单抗联合化疗组的 PFS 均有获益。安全性方面，信迪利单抗联合化疗组与化疗组相比未显著增加整体 AEs 发生率，两组的 3 级以上 TRAEs 发生率相似（61.7% vs. 58.8%），3 级以上 irAEs 的发生率分别为 5.6% vs. 6.1%；因 AEs 导致停药的比例为 6.0% vs. 8.4%。

g 基于Ⅲ期 RATIONALE 304 研究，NMPA 批准替雷利珠单抗联合培美曲塞和铂类化疗用于 *EGFR* 基因突变阴性和 ALK 阴性、不可手术切除的局部晚期或转移性非鳞状 NSCLC 的一线治疗，不需要考虑 PD-L1 表达水平，本指南予以Ⅰ级推荐。在 RATIONALE 304 研究[10]中，替雷利珠单抗联合化疗均较单纯化疗临床获益显著，ORR 为 57.4% vs. 36.9%，中位 PFS 为 9.7 个月 vs. 7.6 个月（$HR=0.645$；95% CI 0.462~0.902；$P=0.004\,4$）。在安全性方面，替雷利珠单抗联合化疗组与单独化疗组 ≥3 级治疗中出现的不良反应（treatment-emergent adverse event，TEAEs）发生率相似，分别为 67.6% 和 53.6%。

h 基于Ⅲ期IMpower132研究，NMPA批准阿替利珠单抗联合培美曲塞＋卡铂联合方案作为EGFR/ALK阴性的Ⅳ期非鳞NSCLC的一线治疗，本指南将其作为Ⅰ级推荐。尽管在Ⅳ期非鳞状NSCLC的一线治疗IMpower132研究[11]中，阿替利珠单抗＋培美曲塞＋卡铂（或顺铂）对比单独化疗组，其OS终点仅存数值差异（17.5个月 vs. 13.6个月；*HR*=0.86；95% *CI* 0.71~1.06）；*P*=0.154 6）。但是，其共同主要终点PFS差异具有统计学，中位PFS分别为7.7个月 vs. 5.2个月（*HR*=0.56；95% *CI* 0.47~0.67；*P*<0.000 1）。2020年ESMO亚洲年会公布的IMpower132研究的最终分析结果显示[12]，亚裔人群的OS和PFS获益较整体人群更加突出。其中，对于纳入研究的101例日本患者，阿替利珠单抗＋培美曲塞＋卡铂（或顺铂）组对比单独化疗组，中位OS分别为30.8 vs. 22.2个月（*HR*=0.63；95% *CI* 0.36~1.14），中位PFS分别为13.3个月 vs. 4.5个月（*HR*=0.33；95% *CI* 0.20~0.54；*P*<0.000 1），因此，亚裔人群可能从该方案中获益更明显。

i 基于Ⅲ期GEMSTONE-302研究，NMPA批准舒格利单抗联合培美曲塞和铂类化疗用于EGFR基因突变阴性和ALK阴性的转移性非鳞状NSCLC的一线治疗，不需要考虑PD-L1表达水平，故本指南予以Ⅰ级推荐。在GEMSTONE-302研究[13]中，舒格利单抗联合培美曲塞和铂类化疗相比单纯化疗有显著临床获益，中位PFS为9.0个月 vs. 4.9个月（*HR*=0.48；95% *CI* 0.39~0.60；*P*<0.001）。同时，PFS亚组分析显示，鳞状与非鳞状NSCLC的患者、PD-L1表达≥1%与PD-L1表达<1%的患者均显示出临床获益。舒格利单抗联合化疗的安全性良好，最常见的3~4级TRAEs是中性粒细胞计数减少（33%），白细胞计数减少（14%）、贫血（13%）、血小板计数减少（10%）和中性粒细胞减少症（4%）。

j 基于Ⅲ期 CHOICE-01 研究，NMPA 已批准特瑞普利单抗联合标准化疗用于一线治疗无 EGFR 及 ALK 突变的晚期 NSCLC，故本指南将其作为 Ⅰ 级推荐。在 CHOICE-01 研究[14]中，最终分析显示，联合治疗组与安慰剂组的中位 PFS 分别为 8.4 vs. 5.6 个月（*HR*=0.49；95% *CI* 0.39~0.61，*P*<0.000 1），1 年 PFS 率分别为 36.7% vs. 17.2%。无论在鳞癌还是非鳞癌亚组，无论 PD-L1 表达水平，联合治疗组 PFS 均显著获益，且安全可控，两组中位 OS 数据分别为未达到和 17.1 个月（*HR*=0.69；95% *CI* 0.53~0.92，*P*=0.009 9）。

k 基于Ⅲ期 IMpower150 研究，FDA 批准阿替利珠单抗 + 贝伐珠单抗 + 紫杉醇 + 卡铂联合方案作为 *EGFR/ALK* 阴性或未知的Ⅳ期非鳞 NSCLC 的一线治疗，且不需考虑其 PD-L1 表达水平。阿替利珠单抗目前在国内已上市，但由于 NMPA 尚未批准该适应证，故本指南将其作为 Ⅱ 级推荐。在 IMpower150 研究[15]中，阿替利珠单抗 + 贝伐珠单抗 + 化疗组与贝伐珠单抗 + 化疗组相比，中位 PFS 为 8.3 个月 vs. 6.8 个月（*HR*=0.62；95% *CI* 0.52~0.74；*P*<0.001），中位 OS 为 19.2 个月 vs. 14.7 个月（*HR*=0.78；95% *CI* 0.64~0.96；*P*=0.02），同时在安全性方面，阿替利珠单抗 + 贝伐珠单抗 + 化疗组与贝伐珠单抗 + 化疗组的 3 级以上 TRAEs 发生率相似（58.5% vs. 50%）。2020 年更新的 IMpower150 研究中肝转移人群的数据[16]显示，阿替利珠单抗 + 贝伐珠单抗 + 化疗联合治疗与贝伐珠单抗 + 化疗组相比，中位 OS 为 13.2 个月 vs. 9.1 个月（*HR*=0.67；95% *CI* 0.45~1.02），因此，肝转移人群可能从该方案中获益更明显。同样，该研究结果还显示阿替利珠单抗 + 贝伐珠单抗 + 化疗联合治疗对高疾病负荷人群疗效明显，且安全性与 ITT 人群一致[17]。对于携带 KRAS 突变和同时发生 *STK11* 突变和 / 或 *KEAP1* 的患者，阿替利珠单抗 + 贝伐珠单抗 + 化疗联合治疗组的生存获益同样明显[18]。

l 基于Ⅲ期 IMpower130 研究，本指南Ⅱ级推荐阿替利珠单抗联合白蛋白紫杉醇 + 卡铂方案用于 *EGFR/ALK* 阴性或未知的Ⅳ期非鳞 NSCLC 的一线治疗。在 IMpower130 研究[19] 的 ITT-WT 人群中，阿替利珠单抗 + 白蛋白紫杉醇 + 卡铂组和单纯化疗组相比，中位 PFS 为 7.0 个月 vs. 5.5 个月（*HR*=0.64；95% *CI* 0.54~0.77；*P* < 0.000 1），中位 OS 为 18.6 个月 vs. 13.9 个月（*HR*=0.79；95% *CI* 0.64~0.98；*P*= 0.033），所有 PD-L1 水平组都观察到 PFS 和 OS 获益。另外，研究中所有预设亚组均观察到 PFS 获益，但肝转移患者除外，这组患者也没有 OS 获益。

m 基于Ⅲ期 CheckMate 227 研究 Part Ⅰa，FDA 已批准纳武利尤单抗联合伊匹木单抗用于一线治疗 PD-L1 ≥ 1% 且无 *EGFR* 及 *ALK* 突变的晚期 NSCLC，鉴于伊匹木单抗目前在国内已上市，但 NMPA 尚未批准该适应证，故本指南将其作为Ⅱ级推荐。在 CheckMate 227 研究[20] 中，与化疗相比，纳武利尤单抗联合伊匹木单抗在 PD-L1 ≥ 1% 的人群中 mOS：17.2 个月 vs. 14.9 个月；3 年 OS：33% vs. 22%，且 6 个月内达到缓解的患者（CR 或 PR）中有高达 70% 可存活 3 年。在 PD-L1 < 1% 的人群中 mOS：17.2 个月 vs. 12.2 个月（*HR*=0.64；95% *CI* 0.51~0.81），6 个月内达到缓解的患者（CR 或 PR）中有高达 82% 可存活 3 年。在亚裔人群中同样观察到了显著的临床获益。安全性方面，纳武利尤单抗联合伊匹木单抗组与化疗组的 3~4 级 TRAEs 发生率相似（33% vs. 36%）。

n 基于Ⅲ期 CheckMate 9LA 研究，FDA 及 EMA 先后批准纳武利尤单抗联合伊匹木单抗和两周期化疗作为无 EGFR 及 ALK 突变晚期 NSCLC 的一线治疗。鉴于伊匹木单抗目前在国内已上市，但 NMPA 尚未批准该适应证，故本指南将其作为Ⅱ级推荐。在 CheckMate 9LA 研究[21] 中，双免联合有限化疗组和化疗组的 OS 分别为 15.6 个月 vs. 10.9 个月（*HR*=0.66；95% *CI* 0.55~0.80）。

组织学分型及 PD-L1 表达，OS 均获益。亚裔人群数据[22]显示，双免联合有限化疗组和化疗组相比，降低死亡风险 67%，安全性与全球人群一致，无新的安全性信号。

o 基于Ⅲ期 CheckMate 078 研究，NMPA 已批准纳武利尤单抗用于 *EGFR/ALK* 阴性或未知的Ⅳ期 NSCLC 二线治疗，故本指南予以Ⅰ级推荐。CheckMate 078 研究[23-24]是首个在我国开展的、以中国患者为主的 PD-1 抑制剂治疗晚期 NSCLC 的随机Ⅲ期临床研究。与多西他赛相比，纳武利尤单抗组临床获益显著，ORR 分别为 18% vs. 4%，中位 OS 分别为 11.9 个月 vs. 9.5 个月（*HR*=0.75；97.7% *CI* 0.61~0.93）。同时，在安全性方面，纳武利尤单抗组和多西他赛组总体 TRAEs 发生率为 65% 和 84%，纳武利尤单抗治疗组 3~4 级 TRAEs 的发生率低于多西他赛组，分别为 12% 和 47%。

p 基于全球多中心Ⅲ期 RATIONALE 303 研究，NMPA 批准替雷利珠单抗用于治疗 *EGFR* 基因突变阴性和 ALK 阴性、既往接受过含铂方案化疗后 PD 或不可耐受的局部晚期或转移性非鳞状 NSCLC 患者，以及 EGFR 和 ALK 阴性或未知的，既往接受过含铂方案化疗后 PD 或不可耐受的局部晚期或转移性鳞状 NSCLC 患者，且不需要检测 PD-L1 的表达水平，故本指南予以Ⅰ级推荐。在 RATIONALE 303 研究[25]中，与多西他赛相比，替雷利珠单抗用于二线或三线治疗 NSCLC 临床获益显著，ORR 为 21.9% vs. 7.1%，中位 PFS 为 4.1 个月 vs. 2.6 个月（*HR*=0.64；95% *CI* 0.533~0.758；*P*<0.000 1），中位 OS 为 17.2 个月 vs. 11.9 个月（*HR*=0.64；95% *CI* 0.527~0.778；*P*<0.000 1），在各个 PD-L1 表达水平亚组及各组织类型均有 OS 获益，其中非鳞癌亚组 OS *HR*=0.71（95% *CI* 0.539~0.928）。在安全性方面，与多西他赛相比，替雷利珠单抗 ≥ 3 级 TEAEs 发生率更低。

q 基于Ⅲ期 KEYNOTE-010 研究，FDA 批准帕博利珠单抗作为 PD-L1 表达水平 ≥1% 且 EGFR/ALK 阴性或未知的Ⅳ期 NSCLC 二线治疗，由于 NMPA 尚未批准该适应证，故本指南将其作为Ⅱ级推荐。在 KEYNOTE-010 研究[26]中，帕博利珠单抗组与多西他赛组相比，OS 为 10.4 个月 vs. 8.5 个月（$HR=0.71$；95% CI 0.58~0.88；$P=0.000\,8$）。其中，对于 PD-L1 TPS ≥50% 的患者，帕博利珠单抗组的 OS 获益更加明显，分别为 16.9 个月 vs. 8.2 个月（$HR=0.55$; 95% CI 0.38~0.77；$P=0.000\,2$）。同时在安全性方面，帕博利珠单抗组与多西他赛组相比，3 级以上 TRAEs 发生率更低（13% vs. 35%）。

r 基于Ⅲ期 OAK 研究，FDA 已批准阿替利珠单抗作为 EGFR/ALK 阴性或未知的Ⅳ期 NSCLC 的二线治疗，且不需检测 PD-L1 的表达水平。阿替利珠单抗在国内已上市，但由于 NMPA 尚未批准该适应证，故将其作为本指南Ⅱ级推荐。在 OAK 研究[27-28]中，阿替利珠单抗组与多西他赛组相比，主要研究终点中位 OS 为 13.8 个月 vs. 9.6 个月（$HR=0.73$；95% CI 0.62~0.87；$P=0.000\,3$），更新的 4 年 OS 为 15.5% vs. 8.7%。亚组分析中，非鳞 NSCLC 患者中，阿替利珠单抗组和多西他赛组的中位 OS 为 15.6 个月 vs. 11.2 个月（$HR=0.73$；95% CI 0.6~0.89；$P=0.001\,5$）。在鳞癌患者中，阿替利珠单抗组 OS 获益类似，中位 OS 分别为 8.9 个月 vs. 7.7 个月（$HR=0.73$；95% CI 0.54~0.98；$P=0.038\,3$）。在安全性方面，阿替利珠单抗组与多西他赛组相比，3 级以上 TRAEs 发生率较低（15% vs. 43%）。

s 基于Ⅲ期 PACIFIC 研究，FDA 和 NMPA 均已批准度伐利尤单抗作为不可切除的Ⅲ期 NSCLC 同步放化疗后未进展的患者的巩固疗法，故将其作为本指南Ⅰ级推荐。在 PACIFIC 研究[29-31]中，度伐利尤单抗组与安慰剂组相比，ORR 分别为 28.4% vs. 16.0%（$P<0.001$），中位 PFS 分别为

16.8 个月 vs. 5.6 个月（*HR*=0.52；95% *CI* 0.42~0.65；*P*<0.001），中位至死亡或远处转移时间分别为 23.2 个月 vs. 14.6 个月（*P*<0.001），中位 OS 为 47.5 个月 vs. 29.1 个月（*HR*=0.71，95% *CI* 0.57~0.88），4 年 OS 分别为 49.6% vs. 36.3%。安全性方面，3~4 级 TRAEs 发生率分别为 29.9% vs. 26.1%。

t 基于Ⅲ期 GEMSTONE-301[32] 研究，NMPA 已批准舒格利单抗治疗不可切除的Ⅲ期 NSCLC 同步或序贯放化疗后未进展的巩固治疗，故本指南将其作为Ⅰ级推荐。在 GEMSTONE-301 研究中，舒格利单抗组和安慰剂组由盲态独立中心审查（blinded independent central review，BICR）委员会评估的中位 PFS 为 9.0 个月 vs. 5.8 个月，舒格利单抗显著降低 PD 或死亡风险（*HR*=0.64；95% *CI* 0.48~0.85；*P*=0.002 6）。而且，无论同步还是序贯放化疗后的患者均显示出临床获益。中位 OS 数据尚未成熟，但舒格利单抗组已经显示出明显的获益趋势（未达到 vs. 24.1 个月；*HR*=0.44；95% *CI* 0.27~0.73）。

u 基于 IMpower010[33] 研究，FDA 及 NMPA 均已批准阿替利珠单抗单药用于经手术切除、以铂类为基础化疗之后，肿瘤细胞 PD-L1 表达≥1% 的ⅡA~ⅢA 期 NSCLC 患者的辅助治疗。本指南将其作为Ⅰ级推荐。IMpower010 是一项全球Ⅲ期、随机、开放性临床研究，纳入ⅠB 期（肿瘤≥4cm）~ⅢA 期可切除的 NSCLC 患者。旨在评估接受含顺铂辅助化疗后，阿替利珠单抗与最佳支持治疗相比的疗效和安全性。主要研究终点为研究者评估的 DFS。在中位随访 32.8 个月后，对于 PD-L1 TC≥1% Ⅱ~ⅢA 期人群，阿替利珠单抗组的中位 DFS 明显优于最佳支持治疗（best supportive care，BSC）组（未达到 vs. 35.3 个月），显著降低了复发或死亡的风险，*HR* 为 0.66（95 *CI*：0.50~0.88；*P*=0.004）。24 个月时，阿替利珠单抗组的 DFS 率为 74.6%，高于 BSC 组的

61.0%；到 36 个月时，两组的 DFS 率分别降至 60.0% 和 48.2%。

v 基于Ⅲ期 KEYNOTE-091[34] 研究，FDA 已批准帕博利珠单抗用于ⅠB 期（T2a ≥ 4cm）、Ⅱ或ⅢA 期 NSCLC 患者切除和铂类化疗后的辅助治疗。鉴于 NMPA 尚未批准该适应证，故本指南将其作为Ⅱ级推荐。KEYNOTE-091 是一项多中心、随机、三盲、安慰剂对照的Ⅲ期试验。招募的患者未接受过新辅助放疗或化疗，随机分配（1:1）接受 200mg 帕博利珠单抗或安慰剂，持续 1 年。结果显示对于接受辅助化疗的患者，帕博利珠单抗组的中位 DFS 为 58.7 个月（95% *CI* 39.2~ 未达到），安慰剂组为 34.9 个月（95% *CI* 28.6~ 未达到）（*HR*=0.73；95% *CI* 0.60~0.89）。

w 基于 CheckMate 816[35] 研究，FDA 及 NMPA 均已批准纳武利尤单抗联合含铂化疗每三周一次共三个周期，用于新辅助阶段治疗肿瘤 ≥ 4cm 或淋巴结阳性的可手术 NSCLC 患者，无论 PD-L1 表达水平。本指南将其作为Ⅰ级推荐。CheckMate 816 是一项全球Ⅲ期、随机、开放性临床研究，纳入了ⅠB（≥ 4cm）~ ⅢA 期（第 7 版）可切除的 NSCLC 患者，旨在评估术前进行纳武利尤单抗联合化疗三周期治疗对比单独化疗的疗效和安全性。主要终点为独立盲法评估的无事件生存（event-free survival，EFS）和病理学完全缓解（pathological complete response，pCR）。结果显示，与单纯化疗相比，术前给予三个周期的纳武利尤单抗联合化疗，不但可以显著提高 pCR 的比例（24% vs. 2.2%；*P*<0.000 1），还可以显著提高 EFS 获益，中位 EFS 31.6 个月对比单纯化疗 20.8 个月，*HR* 为 0.63（95% *CI* 0.45~0.87；*P*=0.005 2），PD、复发或死亡风险降低 37%。预先设定的 OS 期中分析结果显示 *HR* 为 0.57（95% *CI* 0.38~0.87）。特瑞普利单抗肺癌围手术期治疗Ⅲ期注册研究 Neotorch 研究，于 2023 年 1 月首个公布其主要终点 EFS 达阳性，其详细结果将发布在 2023 年 ASCO monthly plenary series（4 月）。

驱动基因突变阳性的非鳞非小细胞肺癌

治疗线数	Ⅰ级推荐	Ⅱ级推荐	Ⅲ级推荐
晚期一线治疗 [a]			
晚期二线及以上治疗 [b, c, d, e]		信迪利单抗 + 贝伐珠单抗类似物 + 化疗（1A 类）[f#]	

#. 已纳入国家医保目录。

【注释】

a 从目前已有的研究来看，并不支持驱动基因突变阳性的晚期 NSCLC 患者一线使用免疫治疗。一项帕博利珠单抗单药治疗的 Ⅱ 期临床研究[36]，共招募 11 例未接受靶向治疗的 *EGFR* 突变患者，其中 64% 为敏感突变（*EGFR* 19 缺失突变、L858R 突变），并有 73% 的患者为 PD-L1 表达强阳性（TPS ≥ 50%）。结果显示只有 1 例患者 PR，有效率仅为 9%（1/11）；而再次检测突变状态发现，患者并无 *EGFR* 突变，也就是说对于 *EGFR* 突变患者而言，接受帕博利珠单抗一线治疗的有效率几乎为 0。同时，在研究进行的 6 个月内已有 2 例患者因 irAEs 死亡，临床数据也显示免疫治疗疗效不佳，因此该研究被提前终止。对于免疫联合靶向治疗，也因毒性增加而使其应用受到限制。Ⅰb 期 TATTON 研究[37]结果显示，奥希替尼联合度伐利尤单抗治疗 *EGFR* 突变 NSCLC 患者，间质性肺病的发病率高达 38%（13/34），其中 5 例为 3~4 级，而奥希替尼或度伐利尤单抗单药治疗时间质性肺炎发生率仅为 2.9% 和 2.0%，因此该研究被提前终止。一项使用吉非替尼联合度伐利尤单抗治疗 *EGFR* 突变 NSCLC 患者的 I 期临床研究[38]显示，3~4 级肝酶升高的比例高达 40%~70%。因此，对于没有接受靶向治疗的 *EGFR* 突变阳性的晚期 NSCLC 患者，即使 PD-L1 高表达，仍建议将靶向治疗作为一线治疗。

b　一项 meta 分析比较了 PD-1/PD-L1 抑制剂与多西他赛治疗晚期 NSCLC 的疗效与安全性，共纳入 3 项临床试验，包括 CheckMate 057、KEYNOTE-010 和 POPLAR 研究[39]。结果显示，在 *EGFR* 敏感突变阳性人群中，多西他赛组的疗效优于 PD-1/PD-L1 抑制剂，提示 *EGFR* 突变患者后线使用免疫治疗，其获益并没有超越化疗。OAK 研究也得到类似结论[27]，其亚组分析显示，*EGFR* 突变患者并未从二线阿替利珠单抗治疗中获得 OS 的显著改善。ATLANTIC 是第一个在 *EGFR/ALK*+ 患者中评价 ICIs 疗效的前瞻性研究[40]。在队列 1 中，入组 111 例 *EGFR/ALK*+ 患者，其中可评估的 PD-L1 ≥ 25% 的患者有 74 例，仅 9 例（12.2%）取得客观缓解。

c　IMpower150 研究纳入了 124 例 *EGFR* 突变和 *ALK* 重排的非鳞 NSCLC 患者，亚组分析结果[15, 41]显示，对于 *EGFR* 敏感突变患者，与贝伐珠单抗 + 化疗组相比，阿替利珠单抗 + 贝伐珠单抗 + 化疗组的生存显著获益，中位 PFS 分别为 10.3 个月 vs. 6.1 个月（*HR*=0.41；95% *CI* 0.23~0.75），中位 OS 分别为 29.4 vs. 18.1 个月（*HR*=0.60；95% *CI* 0.31~1.14）。

d　CT18 研究[42]是一项评估特瑞普利单抗联合培美曲塞 + 卡铂治疗 EGFR-TKI 耐药晚期 / 复发 *EGFR* 突变 NSCLC 疗效和安全性的 II 期研究，共入组 40 例一线 EGFR-TKI 治疗失败且 T790M 阴性的患者。在可评估疗效的 38 例患者中，ORR 为 50%，DCR 为 87.5%，中位 PFS 为 7.0 个月，其中 PD-L1+（TPS ≥ 1%）患者 ORR 为 60%，PFS 为 8.3 个月，合并 TP53 共突变的患者 ORR

为 62%，≥ 3 级 irAEs 发生率为 7.5%，未发现非预期 AEs，展现了免疫联合化疗在 TKI 经治疗的 *EGFR* 突变人群中良好的应用前景。基于该研究的另外一项Ⅲ期研究正在进行当中。

e BGB-A317-2001-ⅡT 研究[43]是一项评估替雷利珠单抗联合化疗治疗伴 *EGFR* 敏感突变且既往 EGFR-TKI 治疗失败的非鳞 NSCLC 疗效及安全性的前瞻、开放Ⅱ期研究。计划纳入 66 例患者接受替雷利珠单抗联合卡铂和白蛋白紫杉醇治疗，在中期分析时，可评估疗效的 32 例患者中，ORR 为 59.4%，DCR 为 90.6%，既往仅 1 线 EGFR-TKI 耐药患者 ORR 为 58.8%，既往 2 线 EGFR-TKI 耐药患者 ORR 为 60%。中位 PFS 和中位 OS 尚未成熟。在安全性方面，≥ 3 级 TEAEs 发生率为 32.5%，AEs 谱与免疫联合化疗一线治疗野生型患者相似，常见 AEs 为化疗相关 AEs。该研究初步显示替雷利珠单抗联合化疗治疗 EGFR-TKI 耐药非鳞 NSCLC 具有良好的抗肿瘤疗效和可耐受的安全性。该研究的扩展队列 2 评估替雷利珠单抗联合白蛋白紫杉醇和贝伐珠单抗疗效和安全性的研究正在进行中。

f 基于 ORIENT-31 研究，NMPA 已受理信迪利单抗联合贝伐珠单抗类似物 + 化疗用于 EGFR-TKI 治疗失败的 *EGFR* 突变非鳞状 NSCLC 的申请，故本指南将其作为Ⅱ级推荐。ORIENT-31 研究[44]是一项评估信迪利单抗联合或不联合达贝伐珠单抗类似物及化疗用于经 EGFR-TKI 治疗进展的 *EGFR* 突变的局部晚期或转移性非鳞 NSCLC 的有效性和安全性的随机、双盲、多中心Ⅲ期临床研究。第一次期中分析结果显示，在 ITT 人群中，基于独立影像评估委员会（independent radiological review committee，IRRC）评估，信迪利单抗联合贝伐珠单抗类似物及化疗组（试验组 A）对比化疗组（对照组 C）中位 PFS 显著延长，分别为 6.9 个月 vs. 4.3 个月（*HR*=0.464；95% *CI* 0.337~0.639；*P* < 0.000 1）。此外，试验组 A 对比对照组 C 的关键次要疗效终点 ORR、

DoR 均有提高，研究者评估的 PFS、ORR、DoR 结果与 IRRC 评估结论一致。试验组 B 对比对照组 C 的 PFS 数据尚未成熟，但也显示获益趋势。第二次期中分析结果显示[45]，在 ITT 人群中，试验组 A、信迪利单抗联合化疗组（试验组 B）和对照组 C 的 mPFS（95% *CI*）分别为 7.2 个月（6.6，9.3）、5.5 个月（4.5，6.1）和 4.3 个月（4.1，5.3）。本次分析中，试验组 A 对比对照组 C 的 PFS 获益与第一次期中分析一致。试验组 B 对比对照组 C 获得了显著且具有临床意义的中位 PFS 延长，*HR* 为 0.723（95% *CI* 0.552，0.948，*P*=0.018 1），达到预设的优效性标准。此外，试验组 B 对比对照组 C 在关键次要疗效终点 ORR 和 DoR 上也均有提高。

鳞状非小细胞肺癌

治疗线数	I级推荐	II级推荐	III级推荐
晚期一线治疗	帕博利珠单抗（PD-L1 TPS≥50%）（1A类）[a]（PD-L1 TPS 1%~49%）（2A类）[a] 阿替利珠单抗（限 PD-L1 TC≥50%或 IC≥10%）（1A类）[b] 帕博利珠单抗+紫杉醇/白蛋白紫杉醇+铂类（1A类）[c] 替雷利珠单抗+紫杉醇/白蛋白紫杉醇+卡铂（1A类）[d#] 信迪利单抗+吉西他滨+铂类（1A类）[e#] 卡瑞利珠单抗+紫杉醇+铂类（1A类）[f] 舒格利单抗+紫杉醇+铂类（1A类）[g#] 特瑞普利单抗+白蛋白紫杉醇+卡铂（1A类）[h#]	派安普利单抗+紫杉醇+铂类（1A类）[i] 纳武利尤单抗+伊匹木单抗（限 PD-L1≥1%）（1A类）[j] 纳武利尤单抗+伊匹木单抗和 2 周期紫杉醇+铂类（1A类）[k]	

鳞状非小细胞肺癌（续）

治疗线数	Ⅰ级推荐	Ⅱ级推荐	Ⅲ级推荐
晚期二线治疗	纳武利尤单抗（1A类）[l] 替雷利珠单抗（1A类）[m]	帕博利珠单抗 （限 PD-L1 TPS ≥ 1%） （1A类）[n] 阿替利珠单抗（1A类）[o]	
局部晚期巩固治疗	同步化放疗后使用度伐利尤单抗 （1A类）[p] 同步或序贯放化疗后使用舒格利单抗 （1A类）[q]		
辅助治疗	ⅡA~ⅢA期术后辅助化疗后阿替利珠单抗维持治疗（PD-L1 TC ≥ 1%）（1A类）[r]	IB 期（T2a ≥ 4cm）、Ⅱ 或ⅢA 期术后铂类化疗后使用帕博利珠单抗（1A类）[s]	
新辅助治疗	纳武利尤单抗 + 含铂化疗（1A类）[t]		

\# 已纳入国家医保目录。

a 基于Ⅲ期 KEYNOTE-024 和 KEYNOTE-042 研究，FDA 和 NMPA 已批准帕博利珠单抗用于 PD-L1 TPS ≥ 50% 或 ≥ 1% 且 EGFR/ALK 阴性或未知的Ⅳ期 NSCLC 患者的一线治疗，故本指南予以 Ⅰ 级推荐。具体见 "无驱动基因突变的非鳞 NSCLC，注释 b"。

b 基于Ⅲ期 IMpower110 研究，FDA 和 NMPA 均批准阿替利珠单抗用于 PD-L1 高表达（定义为 TC ≥ 50% 或 IC ≥ 10%）且 EGFR/ALK 阴性的Ⅳ期 NSCLC 患者的一线治疗。阿替利珠单抗目前在国内已上市，本指南将其作为 Ⅰ 级推荐。具体见 "无驱动基因突变的非鳞 NSCLC，注释 c"。

c 基于Ⅲ期 KEYNOTE-407 研究，FDA 和 NMPA 均已批准帕博利珠单抗联合卡铂/紫杉醇（或白蛋白紫杉醇）作为Ⅳ期鳞状 NSCLC 的一线治疗，且不需考虑其 PD-L1 表达水平，故本指南将其作为 Ⅰ 级推荐。在 KEYNOTE-407 研究[46]中，帕博利珠单抗联合化疗组与单独化疗组相比，ORR 为 57.9% vs. 38.4%（P = 0.000 4），中位 PFS 为 6.4 个月 vs. 4.8 个月（HR = 0.56；95% CI 0.45~0.70；P < 0.001），中位 OS 分别为 15.9 个月 vs. 11.3 个月（HR = 0.64；95% CI 0.49~0.85；P < 0.001），同时帕博利珠单抗联合化疗组与单独化疗组的 3 级以上 TRAEs 发生率相似（69.8% vs. 68.2%）。

d 基于Ⅲ期 RATIONALE 307 研究，NMPA 已批准替雷利珠单抗联合紫杉醇（或白蛋白紫杉醇）及卡铂用于局部晚期或转移性鳞状 NSCLC 的一线治疗，且不需要考虑 PD-L1 表达水平，故本指南将其作为 Ⅰ 级推荐。在 RATIONALE 307 研究[47]中，替雷利珠单抗联合两种化疗方案，均较单纯化疗临床获益显著。替雷利珠抗联合紫杉醇/卡铂组对比单纯化疗组的 ORR 为 72.5% vs.

49.6%，中位 PFS 为 7.6 个月 vs. 5.5 个月（*HR*=0.524；95% *CI* 0.370~0.742；*P* =0.000 1）；替雷利珠抗联合白蛋白紫杉醇 / 卡铂组对比单纯化疗组的 ORR 分别为 74.8% vs. 49.6%，中位 PFS 分别为 7.6 个月 vs. 5.5 个月（*HR*=0.478；95% *CI* 0.336~0.679；*P*＜0.000 1）。安全性方面，替雷利珠单抗联合紫杉醇 / 卡铂组、联合白蛋白紫杉醇 / 卡铂组与单纯化疗组≥3 级 TRAEs 发生率相似，分别为 88.3%、86.4% 和 83.8%。

e 基于 ORIENT-12 研究，NMPA 已批准信迪利单抗联合吉西他滨和铂类用于不可手术切除的局部晚期或转移性鳞状 NSCLC 的一线治疗，故本指南将其作为 I 级推荐。在 ORIENT-12 研究[48]中，信迪利单抗联合组和对照组 IRRC 评估的中位 PFS 分别为 5.5 个月和 4.9 个月（*HR*=0.536，95% *CI* 0.422~0.681，*P*＜0.000 01），信迪利单抗联合化疗降低 PD 或死亡风险 46%，12 个月 PFS 分别为 22.3% vs. 3.1%。OS 数据尚不成熟，信迪利单抗联合组观察到获益趋势（*HR*=0.567，*P*=0.017）。安全性方面，两组 3 级以上 TRAEs 发生率为 86.6% vs. 83.1%，3 级以上 irAEs 为 6.1% vs. 4.5%，AEs 导致信迪利单抗或安慰剂停药的比例为 10.1% vs. 8.4%。

f 基于 III 期 CameL-sq 研究，NMPA 已批准卡瑞利珠单抗联合紫杉醇和卡铂一线治疗局部晚期或转移性鳞状 NSCLC 的适应证申请，故本指南将其作为 I 级推荐。在 CameL-sq 研究[49]中，与化疗组相比，卡瑞利珠单抗联合紫杉醇和卡铂组临床获益显著，ORR 为 64.8% vs. 36.7%（*P*＜0.000 1），中位 PFS 为 8.5 vs. 4.9 个月（*HR*=0.37，*P*＜0.000 1），中位 OS 未达到 vs. 14.5 个月（*HR*=0.55，*P*＜0.000 1），ORR 为 64.8% vs. 36.7%（*P*＜0.000 1），3 级及以上 TRAEs 的发生率分别为 73.6% 和 71.9%。

g 基于 III 期 GEMSTONE-302 研究，NMPA 批准舒格利单抗联合紫杉醇和铂类化疗用于 *EGFR* 基因突变阴性和 ALK 阴性的转移性鳞状 NSCLC 的一线治疗，不需要考虑 PD-L1 表达水平，本指南予以 I 级推荐。具体见"无驱动基因突变的非鳞 NSCLC，注释 i"。

h 基于 III 期 CHOICE-01 研究，NMPA 已批准特瑞普利单抗联合标准化疗用于一线治疗无 *EGFR* 及 *ALK* 突变的晚期 NSCLC，本指南将其作为 II 级推荐。具体见"无驱动基因突变的非鳞 NSCLC，注释 j"。

i 基于 III 期 AK105-302 研究[50]，NMPA 已受理派安普利单抗联合紫杉醇和卡铂一线治疗局部晚期或转移性鳞状 NSCLC 的适应证申请，但尚未批准，故本指南将其作为 II 级推荐。在 AK105-302 研究中，与化疗组相比，派安普利单抗联合紫杉醇和卡铂组临床获益显著，IRRC 评估的 ORR 为 69.7% *vs.* 43.4%（*P*<0.000 01），IRRC 评估的中位 PFS 为 7.0 个月 *vs.* 4.2 个月（*HR*=0.40；95% *CI* 0.29~0.54；*P*<0.000 01），派安普利单抗联合化疗显著降低 PD 或死亡风险 60%。OS 数据尚未成熟。安全性方面，3 级及以上 TRAEs 的发生率为 61.8% vs. 59.4%，irAEs 发生率为 19.7% vs. 4.6%，3 级及以上 irAEs 发生率为 2.9% vs. 0.6%，TRAEs 导致停药的比例为 2.3% vs. 1.7%。

j 基于 III 期 CheckMate 227 研究 Part I a，FDA 已批准纳武利尤单抗联合伊匹木单抗用于一线治疗 PD-L1 ≥ 1% 且无 *EGFR* 及 *ALK* 突变的晚期 NSCLC，鉴于伊匹木单抗目前在国内已上市，但 NMPA 尚未批准该适应证，故本指南将其作为 II 级推荐。具体见"无驱动基因突变的非鳞 NSCLC，注释 m"。

k 基于 III 期 CheckMate 9LA 研究，FDA 已批准纳武利尤单抗联合伊匹木单抗和两周期化疗用于无 EGFR 及 ALK 突变晚期 NSCLC 的一线治疗，鉴于伊匹木单抗目前在国内已上市，但 NMPA 尚未批准该适应证，故本指南将其作为Ⅱ级推荐。具体见"无驱动基因突变的非鳞 NSCLC，注释 n"。

l 基于Ⅲ期 CheckMate 078 研究，NMPA 已批准纳武利尤单抗用于 *EGFR/ALK* 阴性或未知的Ⅳ期 NSCLC 二线治疗，本指南予以Ⅰ级推荐。具体见"无驱动基因突变的非鳞 NSCLC，注释 o"。

m 基于全球多中心Ⅲ期 RATIONALE 303 研究，NMPA 批准替雷利珠单抗用于治疗 *EGFR* 基因突变阴性和 ALK 阴性、既往接受过含铂方案化疗后 PD 或不可耐受的局部晚期或转移性非鳞状 NSCLC 患者，以及 EGFR 和 ALK 阴性或未知的，既往接受过含铂方案化疗后 PD 或不可耐受的局部晚期或转移性鳞状 NSCLC 患者，且不需要检测 PD-L1 的表达水平，故本指南予以Ⅰ级推荐。具体见"无驱动基因突变的非鳞 NSCLC，注释 p"。

n 基于Ⅲ期 KEYNOTE-010 研究，FDA 已批准帕博利珠单抗作为 PD-L1 表达水平 ≥ 1% 且 *EGFR/ALK* 阴性或未知的Ⅳ期 NSCLC 二线治疗，由于 NMPA 尚未批准该适应证，故本指南将其作为Ⅱ级推荐。具体见"无驱动基因突变的非鳞 NSCLC，注释 q"。

o 基于Ⅲ期 OAK 研究，FDA 已批准阿替利珠单抗用于 *EGFR/ALK* 阴性或未知的Ⅳ期 NSCLC 的二线治疗，且不需检测 PD-L1 的表达水平。阿替利珠单抗国内已上市，但由于 NMPA 尚未批准该适应证，故将其作为本指南Ⅱ级推荐。具体见"无驱动基因突变的非鳞 NSCLC，注释 r"。

p 基于Ⅲ期 PACIFIC 研究，FDA 和 NMPA 均已批准度伐利尤单抗作为不可切除的Ⅲ期 NSCLC 同步放化疗后未进展的患者的巩固疗法，故将其作为本指南Ⅰ级推荐。具体见"无驱动基因突变的非鳞 NSCLC，注释 s"。

q 基于Ⅲ期 GEMSTONE-301 研究，NMPA 已批准舒格利单抗治疗不可切除的Ⅲ期 NSCLC 同步或序贯放化疗后未进展的巩固治疗，故本指南将其作为Ⅰ级推荐。具体见"无驱动基因突变的非鳞NSCLC，注释t"。

r　基于IMpower010研究，FDA和NMPA均已批准阿替利珠单抗单药用于经手术切除、以铂类为基础化疗之后，肿瘤细胞PD-L1表达≥1%的ⅡA~ⅢA期NSCLC患者的辅助治疗。本指南将其作为Ⅱ级推荐。具体见"无驱动基因突变的非鳞NSCLC，注释u"。

s　基于KEYNOTE-091研究，FDA已批准帕博利珠单抗用于ⅠB期（$T_{2a} \geq 4cm$）、Ⅱ或ⅢA期NSCLC患者切除和铂类化疗后的辅助治疗。本指南将其作为Ⅱ级推荐。具体见"无驱动基因突变的非鳞NSCLC，注释v"。

t　基于CheckMate 816研究，FDA及NMPA均已批准纳武利尤单抗联合含铂化疗每三周一次共三个周期，用于新辅助阶段治疗肿瘤≥4cm或淋巴结阳性的可手术NSCLC患者。本指南将其作为Ⅰ级推荐。具体见"无驱动基因突变的非鳞NSCLC，注释w"。特瑞普利单抗肺癌围手术期治疗Ⅲ期注册研究Neotorch研究，于2023年1月首个公布其主要终点EFS达阳性，其详细结果将发布在2023年ASCO monthly plenary series（4月）。

参考文献

［1］MAZIERES J, DRILON A, LUSQUE A, et al. Immune checkpoint inhibitors for patients with advanced lung cancer and oncogenic driver alterations: Results from the IMMUNOTARGET registry. Ann Oncol, 2019, 30 (8): 1321-1328.

［2］RECK M, RODRIGUEZ-ABREU D, ROBINSON AG, et al. Pembrolizumab versus chemotherapy for PD-L1-positive non-small-cell lung cancer. N Engl J Med, 2016, 375 (19): 1823-1833.

［3］RECK M, RODRIGUEZ-ABREU D, ROBINSON AG, et al. Five-year outcomes with pembrolizumab versus chemotherapy for metastatic non-small-cell lung cancer with PD-L1 tumor proportion score ≥ 50. J Clin Oncol, 2021, 39 (21): 2339-2349.

［4］TONY S K MOK, YI-LONG WU, IVETA KUDABA, et al. Pembrolizumab versus chemotherapy for previously untreated, PD-L1-expressing, locally advanced or metastatic non-small-cell lung cancer (KEYNOTE-042): A randomised, open-label, controlled, phase 3 trial. Lancet, 2019, 393 (10183): 1819-1830.

［5］HERBST RS, GIACCONE G, DE MARINIS F, et al. Atezolizumab for first-line treatment of PD-L1-selected patients with NSCLC. N Engl J Med, 2020, 383 (14): 1328-1339.

［6］GANDHI L, RODRIGUEZ-ABREU D, GADGEEL S, et al. Pembrolizumab plus chemotherapy in metastatic non-small-cell lung cancer. N Engl J Med, 2018, 378 (22): 2078-2092.

［7］RODRÍGUEZ-ABREU D, POWELL SF, HOCHMAIR MJ, et al. Pemetrexed plus platinum with or without pembrolizumab in patients with previously untreated metastatic nonsquamous NSCLC: Protocol-specified final analysis from KEYNOTE-189. Ann Oncol, 2021, 32 (7): 881-895.

［8］ZHOU C, CHEN G, HUANG Y, et al. Camrelizumab plus carboplatin and pemetrexed versus chemotherapy alone in chemotherapy-naive patients with advanced non-squamous non-small-cell lung cancer (CameL): A randomised, open-label, multicentre, phase 3 trial. Lancet Respir Med, 2020: S2213-2600 (2220) 30365-30369.

［9］YANG Y, WANG Z, FANG J, et al. Efficacy and safety of sintilimab plus pemetrexed and platinum as first-line treatment for locally advanced or metastatic nonsquamous NSCLC: A randomized, double-blind, phase 3 study (Oncology Program by InnovENT anti-PD-1-11). J Thorac Oncol, 2020, 15 (10): 1636-1646.

［10］LU S, WANG J, YU Y, et al. Tislelizumab plus chemotherapy as first-line treatment for locally advanced or metastatic nonsquamous NSCLC (RATIONALE 304): A randomized phase 3 trial. J Thorac Oncol, 2021, 16 (9): 1512-

非小细胞肺癌

1522.

[11] NISHIO M, BARLESI F, WEST H, et al. Atezolizumab plus chemotherapy for first-line treatment of non-squamous non-small cell lung cancer: Results from the randomized phase Ⅲ IMpower132 trial. J Thorac Oncol, 2020, 16 (Suppl 4): S1556.

[12] NISHIO M, BARLESI F, WEST H, et al. Atezolizumab plus chemotherapy for first-line treatment of nonsquamous NSCLC: Results from the randomized phase 3 IMpower132 trial. J Thorac Oncol, 2021, 16 (4): 653-664.

[13] ZHOU CC, WANG ZP, SUN YP, et al. Sugemalimab versus placebo, in combination with platinum-based chemotherapy, as first-line treatment of metastatic non-small-cell lung cancer (GEMSTONE-302): Interim and final analyses of a double-blind, randomised, phase 3 clinical trial. Lancet Oncol, 2022, 23 (2): 220-222.

[14] WANG Z, WU L, LI B, et al. Toripalimab plus chemotherapy for patients with treat ment-naive advanced non-small-cell lung cancer: A multicenter randomized phase Ⅲ trial (CHOICE-01). J Clin Oncol, 2022, 41 (3): 651-663.

[15] SOCINSKI MA, JOTTE RM, CAPPUZZO F, et al. Atezolizumab for first-line treatment of metastatic nonsquamous NSCLC. N Engl J Med, 2018, 378 (24): 2288-2301.

[16] SOCINSKI MA, MOK TSK, NISHIO M, et al. IMpower150 final analysis: Efficacy of atezolizumab (atezo) + bevacizumab (bev) and chemotherapy in first-line (1L) metastatic nonsquamous (nsq) non-small cell lung cancer (NSCLC) across key subgroups. AACR, 2020, Abstract CT216.

[17] JOTTE R, BATUS M, BERNICKER E, et al. IMpower150: exploratory efficacy analysis in patients (pts) with bulky disease. ASCO, 2020, Abstract e21637.

[18] WEST H, CAPPUZZO F, RECK M, et al. IMpower150: A post hoc analysis of efficacy outcomes in patients with KRAS, STK11 and KEAP1 mutations. ESMO, 2020, 1265P.

[19] WEST H, MCCLEOD M, HUSSEIN M, et al. Atezolizumab in combination with carboplatin plus nab-paclitaxel chemotherapy compared with chemotherapy alone as first-line treatment for metastatic non-squamous non-small-

非小细胞肺癌

cell lung cancer (IMpower130): A multicentre, randomised, open-label, phase 3 trial. Lancet Oncol, 2019, 20 (7): 924-937.

[20] HELLMANN MD, PAZ-ARES L, BERNABE CR, et al. Nivolumab plus ipilimumab in advanced non-small-cell lung cancer. N Engl J Med, 2019, 381 (21): 2020-2031.

[21] PAZ-ARES L, CIULEANU T-E, COBO M, et al. First-line nivolumab plus ipilimumab combined with two cycles of chemotherapy in patients with non-small-cell lung cancer (CheckMate 9LA): An international, randomised, open-label, phase 3 trial. Lancet Oncol, 2021, 22 (2): 198-211.

[22] JOHN T, SAKAI H, IKEDA S, et al. First-line (1L) nivolumab (NIVO) plus ipilimumab (IPI) plus chemother-apy (chemo) in Asian patients (pts) with advanced non-small cell lung cancer (NSCLC) from CheckMate 9LA. Ann Oncol, 2021, 31: S847-S848.

[23] WU YL, LU S, CHENG Y, et al. Nivolumab versus docetaxel in a predominantly chinese patient popula-tion with previously treated advanced NSCLC: CheckMate 078 randomized phase III clinical trial. J Thorac Oncol, 2019, 14 (5): 867-875.

[24] LU S, WANG J, CHENG Y, et al. Nivolumab versus docetaxel in a predominantly Chinese patient population with previously treated advanced non-small cell lung cancer: 2-year follow-up from a randomized, open-label, phase 3 study (CheckMate 078). Lung Cancer, 2021, 152: 7-14.

[25] ZHOU C, HUANG D, YU X, et al. Results from RATIONALE 303: A global Phase 3 study of tislelizumab vs docetaxel as second-or third-line therapy for patients with locally advanced or metastatic NSCLC. 2021 AACR, Oral presentation.

[26] HERBST RS, BAAS P, KIM D-W, et al. Pembrolizumab versus docetaxel for previously treated, PD-L1-positive, advanced non-small-cell lung cancer (KEYNOTE-010): A randomised controlled trial. Lancet, 2016, 387 (10027): 1540-1550.

非小细胞肺癌

[27] RITTMEYER A, BARLESI F, WATERKAMP D, et al. Atezolizumab versus docetaxel in patients with previously treated non-small-cell lung cancer (OAK): A phase 3, open-label, multicentre randomised controlled trial. Lancet, 2017, 389 (10066): 255-265.

[28] MAZIERES J, RITTMEYER A, GADGEEL S, et al. Atezolizumab versus docetaxel in pretreated patients with NSCLC: final results from the randomized phase 2 POPLAR and phase 3 OAK clinical trials. J Thorac Oncol, 16 (1), 140-150.

[29] ANTONIA SJ, VILLEGAS A, DANIEL D, et al. PACIFIC Investigators. durvalumab after chemoradiotherapy in stage III non-small-cell lung cancer. N Engl J Med, 2017, 377 (20): 1919-1929.

[30] ANTONIA SJ, VILLEGAS A, DANIEL D, et al. Overall survival with durvalumab after chemoradiotherapy in stage III NSCLC. N Engl J Med, 2018, 379 (24): 2342-2350.

[31] FAIVRE-FINN C, VICENTE D, KURATA T, et al. Four-year survival with durvalumab after chemoradiotherapy in stage III NSCLC-an update from the PACIFIC trial. J Thorac Oncol, 2021, 16 (5): 860-867.

[32] ZHOU Q, CHEN M, JIANG O, et al. Sugemalimab versus placebo after concurrent or sequential chemoradiotherapy in patients with locally advanced, unresectable, stage III non-small-cell lung cancer in China (GEMSTONE-301): Interim results of a randomised, double-blind, multicentre, phase 3 trial. Lancet Oncol, 2022, 23 (2): 209-219.

[33] FELIP E, ALTORKI N, ZHOU C, et al. Adjuvant atezolizumab after adjuvant chemotherapy in resected stage IB-IIIA non-small-cell lung cancer (IMpower010): A randomised, multicentre, open-label, phase 3 trial. Lancet, 2021, 398 (10308): 1344-1357.

[34] O'BRIEN M, PAZ-ARES L, MARREAUD S, et al. Pembrolizumab versus placebo as adjuvant therapy for completely resected stage IB-IIIA non-small-cell lung cancer (PEARLS/KEYNOTE-091): An interim analysis of a randomised, triple-blind, phase 3 trial. Lancet Oncol, 2022, 23 (10): 1274-1286.

［35］ FORDE PM, SPICER J, LU S, et al. CT003-Nivolumab (NIVO) + platinum-doublet chemotherapy (chemo) vs chemo as neoadjuvant treatment (tx) for resectable (IB-ⅢA) non-small cell lung cancer (NSCLC) in the phase 3 CheckMate 816 trial. Cancer Res, 2021, 81 (13S): CT003.

［36］ LISBERG A, CUMMINGS A, GOLDMAN JW, et al. A phase Ⅱ study of pembrolizumab in EGFR-mutant, PD-L1+, tyrosine kinase inhibitor naive patients with advanced NSCLC. J Thorac Oncol, 2018, 13 (8): 1138-1145.

［37］ AHN MJ, YANG J, YU H, et al. Osimertinib combined with durvalumab in EGFR-mutant non-small cell lung cancer: Results from the TATTON phase I b trial. J Thorac Oncol, 2016, 11 (4): S115.

［38］ GIBBONS DL, CHOW LQ, KIM DW, et al. Efficacy, safety and tolerability of MEDI4736 (durvalumab [D]), a human IgG1 anti-programmed cell death-ligand-1 (PD-L1) antibody, combined with gefitinib (G): A phase I expansion in TKI-naive patients (pts) with EGFR mutant NSCLC. J Thorac Oncol, 2016, 11 (4): S79.

［39］ LEE CK, MAN J, LORD S, et al. Checkpoint inhibitors in metastatic EGFR-mutated non-small cell lung cancer-a meta-analysis. J Thorac Oncol, 2017, 12 (2): 403-407.

［40］ GARASSINO MC, CHO BC, KIM JH, et al. Durvalumab as third-line or later treatment for advanced non-small-cell lung cancer (ATLANTIC): An open-label, single-arm, phase 2 study. Lancet Oncol, 2018, 19 (4): 521-536.

［41］ RECK M, MOK TSK, NISHIO M, et al. Atezolizumab plus bevacizumab and chemotherapy in non-small-cell lung cancer (IMpower150): Key subgroup analyses of patients with EGFR mutations or baseline liver metastases in a randomised, open-label phase 3 trial. Lancet Respir Med, 2019, 7 (5): 387-401.

［42］ ZHANG J, ZHOU C, ZHAO Y, et al. A P Ⅱ Study of Toripalimab, a PD-1 mAb, in combination with chemotherapy in EGFR plus advanced NSCLC patients failed to prior EGFR TKI therapies. J Thora Oncol, 14 (10), S292.

［43］ HAN B, TIAN P, ZHAO Y, et al. A Phase Ⅱ study of tislelizumab plus chemotherapy in EGFR mutated advanced non-squamous NSCLC patients failed to EGFR TKI therapies: First analysis. Ann Oncol, 2021, 32 (7): S1443-S1444.

非小细胞肺癌

［44］LU S, WU L, JIAN H, et al. VP9-2021: ORIENT-31: Phase III study of sintilimab with or without IBI305 plus chemotherapy in patients with EGFR mutated nonsquamous NSCLC who progressed after EGFR-TKI therapy. Ann Oncol, 2022, 33: 112-113.

［45］LU S, WU L, JIAN H, et al. Sintilimab plus bevacizumab biosimilar IBI305 and chemotherapy for patients with EGFR-mutated non-squamous non-small-cell lung cancer who progressed on EGFR tyrosine-kinase inhibitor therapy (ORIENT-31): First interim results from a randomised, double-blind, multicentre, phase 3 trial. Lancet Oncol, 2022, 23 (9): 1167-1179.

［46］PAZ-ARES L, LUFT A, VICENTE D, et al. Pembrolizumab plus chemotherapy for squamous non-small-cell lung cancer. N Engl J Med, 2018, 379 (21): 2040-2051.

［47］WANG J, LU S, YU X, et al. Tislelizumab plus chemotherapy vs chemotherapy alone as first-line treatment for advanced squamous non-small-cell lung cancer: A phase 3 randomized clinical trial. JAMA Oncol, 2021, 7 (5): 709-717.

［48］ZHOU C, WU L, FAN Y, et al. LBA56 ORIENT-12: Sintilimab plus gemcitabine and platinum (GP) as first-line (1L) treatment for locally advanced or metastatic squamous non-small-cell lung cancer (sqNSCLC). Ann Oncol, 2020, 31: S1186.

［49］REN S, CHEN J, XU X, et al. CameL-sq Study Group. Camrelizumab plus carboplatin and paclitaxel as first-line treatment for advanced squamous NSCLC (CameL-Sq): A phase 3 trial. J Thorac Oncol, 2022, 17 (4): 544-557.

［50］韩宝惠, 陈建华, 王子平, 等. AK105-302: 派安普利单抗联合紫杉醇加卡铂对比安慰剂联合紫杉醇加卡铂一线治疗转移性鳞状非小细胞肺癌: 随机, 双盲, 多中心 III 期临床研究. 2021 CSCO, 口头汇报.

四、广泛期小细胞肺癌

治疗线数	I 级推荐	II 级推荐	III 级推荐
一线治疗	阿替利珠单抗 + 依托泊苷 + 卡铂（1A 类）[a] 度伐利尤单抗 + 依托泊苷 + 卡铂或顺铂（1A 类）[b] 斯鲁利单抗 + 依托泊苷 + 卡铂（1A 类）[c] 阿得贝利单抗 + 依托泊苷 + 卡铂（1A 类）[d]		
二线及以上治疗 [e, f]			

【注释】

a 基于 III 期 IMpower133 研究，FDA 和 NMPA 均已批准阿替利珠单抗联合依托泊苷和卡铂用于广泛期小细胞肺癌（small cell lung cancer，SCLC）的一线治疗，故本指南将其作为 I 级推荐。在 IMpower133 研究[1]中，阿替利珠单抗组的中位 OS 比单纯化疗组延长 2 个月（12.3 个月 vs. 10.3 个月；$HR=0.70$；95% CI 0.54~0.91；$P=0.006\ 9$）；1 年 OS 率阿替利珠单抗组 51.7%，化疗组 38.2%；阿替利珠单抗组中位 PFS 较化疗组延长了 0.9 个月（5.2 个月 vs. 4.3 个月；$HR=0.77$；95% CI 0.62~0.96；$P=0.017$）；12 个月 PFS 率（12.6% vs. 5.4%）更是提高了 1 倍以上；两组患者的 ORR（60.2% vs. 64.4%）和中位 DoR（4.2 个月 vs. 3.9 个月）无显著差异。更新随访数据进一步证实了阿替利珠单抗组的疗效及良好的安全性[2]：18 个月 OS 率阿替利珠单抗组 34.0%，化疗组 21.0%；两组 3 级或 4 级 AEs 发生率相似（阿替利珠单抗组 67.7%，化疗组 63.3%）。

b 基于Ⅲ期 CASPIAN 研究，FDA 和 NMPA 均已批准度伐利尤单抗联合依托泊苷和卡铂或顺铂用于广泛期 SCLC 的一线治疗，故本指南将其作为 Ⅰ 级推荐。2019 年发表的期中分析结果显示[3]，相较于单纯化疗组的 OS（10.3 个月），度伐利尤单抗联合化疗组的 OS 达到了 13.0 个月（HR=0.73，P=0.004 7）；单纯化疗组的 12 个月，OS 率为 39.8%，而度伐利尤单抗联合化疗组为 53.7%；单纯化疗组的 ORR 为 57.6%，度伐利尤单抗联合化疗组为 67.9%。另外，接受度伐利尤单抗联合化疗组和单纯化疗组 18 个月的两组患者存活的比例分别为 33.9% 和 24.7%，度伐利尤单抗联合化疗方案的安全性和耐受性与药物已知的安全性特征一致。2021 年 ESMO 年会上公布了 CASPIAN 研究更新随访的结果[4]，同样显示度伐利尤单抗联合化疗 OS 更长（12.9 个月 vs. 10.5 个月；HR=0.71；95% CI 0.60~0.86；P=0.000 3）；度伐利尤单抗联合化疗组 36 个月的 OS 率为 17.6%，而单纯化疗组仅为 5.8%。

c 基于Ⅲ期 ASTRUM-005 研究[5]，NMPA 批准斯鲁利单抗联合依托泊苷和卡铂用于广泛期 SCLC 的一线治疗。ASTRUM-005 是一项在既往未接受过治疗的广泛期 SCLC 中比较斯鲁利单抗联合化疗或安慰剂联合化疗的疗效及安全性的随机、双盲、国际多中心Ⅲ期临床研究。全人群的中位 OS，斯鲁利单抗组比安慰剂组延长 4.7 个月（15.8 个月 vs. 11.1 个月；HR=0.62；95% CI 0.50~0.76；P<0.001）；2 年 OS 率斯鲁利单抗组 31.7%，安慰剂组 18.7%；亚裔人群的中位 OS，斯鲁利单抗组比安慰剂组延长 4.8 个月（15.9 个月 vs. 11.1 个月；HR=0.63；95% CI 0.49~0.81；P<0.001）；斯鲁利单抗组在全人群的中位 PFS 较安慰剂组延长了 1.5 个月（5.8 个月 vs. 4.3 个月；HR=0.47；95% CI 0.38~0.58；P<0.001）；2 年 PFS 率（12.4% vs. 2.9%）提高了 4.27 倍；亚裔人群的中位 PFS 斯鲁利单抗组较安慰剂组延长了 1.8 个月（6.1 个月 vs. 4.3 个月；HR=0.47；95% CI 0.37~0.61；

$P<0.001$）。斯鲁利单抗组的 ORR 相比安慰剂组提高 10.2%（68.9% vs. 58.7%），中位 DoR 相比安慰剂组提升 2.3 个月（6.5 个月 vs. 4.2 个月；$HR=0.45$；95% CI 0.35-0.59；$P<0.001$）。两组 AEs 发生率相似，3 级以上 AEs 发生率分别为 83.3% 和 81.6%。

d 基于Ⅲ期 CAPSTONE-1 研究[6]，NMPA 批准阿得贝利单抗联合依托泊苷和卡铂用于广泛期 SCLC 的一线治疗。CAPSTONE-1 研究是一项随机、双盲、Ⅲ期研究，评估了阿得贝利单抗或安慰剂联合依托泊苷和卡铂用于广泛期 SCLC 一线治疗有效性和安全性。研究结果显示阿得贝利单抗联合化疗组中位 PFS 为 5.8 个月，相较于对照组显著降低患者疾病进展风险 33%（$HR=0.67$；95% CI 0.54~0.83；$P<0.000\ 1$）；1 年 PFS 率（19.7% vs. 5.9%）提高了 3 倍多。OS 方面，阿得贝利单抗联合化疗组较对照组显著降低死亡风险 28%（15.3 个月 vs. 12.8 个月；$HR=0.72$；95% CI 0.58~0.90；$P=0.001\ 7$）；联合治疗组 2 年的 OS 率为 31.3%，而对照组为 17.2%。安全性方面，阿得贝利单抗联合化疗组 irAEs 总体发生率为 28%，3 级及以上 irAEs 发生率为 5%；联合治疗组中因治疗相关不良事件（TRAE）导致停药发生率为 5.2%，对照组为 3.9%。

e 基于 KEYNOTE-158 及 KEYNOTE-028 研究，FDA 于 2019 年 6 月批准帕博利珠单抗用于治疗≥二线的晚期 SCLC。两项研究[7-8]的数据显示，接受过 2 次以上既往治疗，但疾病持续进展的患者接受了帕博利珠单抗治疗；帕博利珠单抗的 ORR 为 19.3%，中位 PFS 为 2.0 个月，中位 OS 为 7.7 个月。随后，Ⅲ期临床研究 KEYNOTE-604 也得以开展，旨在评估帕博利珠单抗联合化疗一线治疗广泛期 SCLC 的安全性和有效性[9]。然而结果显示，虽然与化疗相比，帕博利珠单抗联合化疗可以将疾病的进展或死亡风险降低 25%（中位 PFS，4.5 个月 vs. 4.3 个月，$P=0.002\ 3$），但是中位 OS（10.8 个月 vs. 9.7 个月，$P=0.016\ 4$）未能取得统计学意义的显著区别

（研究预设的具有统计学意义的 P 值为 0.012 8）。因此，FDA 撤回帕博利珠单抗二线或三线治疗广泛期 SCLC 的适应证，故本指南不再将其作为二线或三线治疗的推荐。

f　类似的，此前基于 I / Ⅱ 期 CheckMate 032 研究，FDA 批准纳武利尤单抗用于治疗既往接受过含铂方案化疗以及至少一种其他方案化疗后 PD 的转移性 SCLC。在 CheckMate 032 研究中[10]，纳武利尤单抗治疗组的 ORR 为 12%，疗效持续的中位时间 DoR 为 17.9 个月（95% CI 7.9~42.1）。然而之后的 CheckMate 331 与 CheckMate 451 两项大型Ⅲ期临床相继失败，纳武利尤单抗单药与纳武利尤单抗 + 伊匹木单抗联合疗法都未能在 SCLC 适应证上展现出临床收益。因此，FDA 撤回纳武利尤单抗二线或三线治疗广泛期 SCLC 的适应证，故本指南不再将其作为二线或三线治疗的推荐。

参考文献

［1］HORN L, MANSFIELD AS, SZCZESNA A, et al. First-line atezolizumab plus chemotherapy in extensive-stage small-cell lung cancer. N Engl J Med, 2018, 379 (23): 2220-2229.

［2］LIU SV, RECK M, MANSFIELD AS, et al. Updated overall survival and PD-L1 subgroup analysis of patients with extensive-stage small-cell lung cancer treated with Atezolizumab, Carboplatin, and Etoposide (IMpower133). J Clin Oncol, 2021, 39 (6): 619-630.

［3］PAZ-ARES L, CHEN Y, REINMUTH N, et al. Durvalumab ± tremelimumab + platinum-etoposide in first-line extensive-stage SCLC (ES-SCLC): 3-year overall survival update from the phase Ⅲ CASPIAN study. Ann Oncol, 2021,

32 (suppl_5): S1283-S1346.

[4] PAZ-ARES L, Dvorkin M, CHEN Y, et al. Durvalumab ± tremelimumab + platinum-etoposide in first-line extensive-stage SCLC (ES-SCLC): Updated results from the phase Ⅲ CASPIAN study. J Clin Oncol, 2020, 38 (suppl): abstr 9002.

[5] CHENG Y, HAN L, WU L, et al. Updated results of first-line serplulimab versus placebo combined with chemotherapy in extensive-stage small cell lung cancer: An international multicentre phase Ⅲ study (ASTRUM-005). Ann Oncol, 2022, 33 (Suppl 9): S1562.

[6] Wang J, Zhou CC, Cheng Y, et al. Adebrelimab or placebo plus carboplatin and etoposide as first-line treatment for extensive-stage small-cell lung cancer (CAPSTONE-1): A multicentre, randomised, double-blind, placebo-controlled, phase 3 trial. Lancet Oncol, 2022, 23 (6): 739-747.

[7] CHUNG H, MARTIN J, KAO S, et al. Phase Ⅱ KEYNOTE-158: Pembrolizumab in advanced small-cell lung cancer. J Clin Oncol, 2018, 36 (suppl): abstr 8506.

[8] OTT PA, ELEZ E, HIRET S, et al. Pembrolizumab in patients with extensive-stage small-cell lung cancer: Results from the phase Ⅰb KEYNOTE-028 study. J Clin Oncol, 2017, 35 (34): 3823-3829.

[9] RUDIN CM, AWAD MM, NAVARRO A, et al. Pembrolizumab or placebo plus etoposide and platinum as first-line therapy for extensive-stage small-cell lung cancer: Randomized, double-blind, phase Ⅲ KEYNOTE-604 study. J Clin Oncol, 2020, 38 (21): 2369-2379.

[10] READY N, FARAGO AF, DE BRAUD F, et al. Third-line nivolumab monotherapy in recurrent SCLC: CheckMate 032. J Thorac Oncol, 2019, 14 (2): 237-244.

广泛期小细胞肺癌

五、晚期胸膜间皮瘤

治疗线数	Ⅰ级推荐	Ⅱ级推荐	Ⅲ级推荐
一线治疗 [a]	纳武利尤单抗 + 伊匹木单抗（1A 类）[b]	度伐利尤单抗 + 培美曲塞 + 顺铂（2A 类）[c], [d]	纳武利尤单抗 + 培美曲塞 + 顺铂（3 类）[e]
二线治疗	纳武利尤单抗（1A 类）[f]		纳武利尤单抗 + 伊匹木单抗（3 类）[g] 度伐利尤单抗 + 替西木单抗（3 类）[g] 帕博利珠单抗（3 类）[h]
三线及以上治疗	纳武利尤单抗（1A 类）[i]		帕博利珠单抗（3 类）[h]

【注释】

a 包括无法通过手术切除的上皮型恶性胸膜间皮瘤（malignant pleural mesothelioma，MPM）和非上皮型 MPM。

b 基于 CheckMate 743 研究 [1]，美国 FDA 批准纳武利尤单抗联合伊匹木单抗用于未经治疗、无法切除的 MPM。这项开放标签、多中心的随机Ⅲ期试验，旨在评估纳武利尤单抗联合伊匹木单抗对比标准化疗（培美曲塞联合顺铂或卡铂）用于既往未经治疗的 MPM 患者的疗效。结果显示，联合组中位 OS 达到 18.1 个月，而化疗组为 14.1 个月，死亡风险降低 26%（*HR*=0.74；95% *CI* 0.60~0.91；*P*=0.002）。2021 年 9 月 13 日，3 年随访数据显示，与含铂标准化疗相比，无论组织学类型如何，纳武利尤单抗联合伊匹木单抗用于不可切除的 MPM 一线治疗显示出持久的生存获益，联合组患者三年生存率为 23%，化疗组为 15%。对纳武利尤单抗联合伊匹木单抗产生应答的患者中，有 28% 在三年时仍存在应答，而在化疗组中该比例为 0%。在安全性方面，纳武利尤单抗联合伊匹木单抗组整体 1~2 级 TRAEs 发生率为 49%，3~4 级 TRAEs 发生率 30%。2022 年 ESMO 更新了 4 年随访数据，纳武利尤单抗联合伊匹木单抗组患者 4 年生存率为 17%，化疗组为 11%，无新的安全性信号出现。

c DREAM 研究是一项Ⅰ/Ⅱ期单臂临床研究，共纳入 54 例未经化疗的 MPM 患者，给予培美曲塞 + 顺铂 + 度伐利尤单抗三药联合治疗，6 个周期后以度伐利尤单抗维持，初步结果显示 6 个月的 ORR 为 61%[2]。

d PrE0505 是一项培美曲塞 + 顺铂 + 度伐利尤单抗三药联合一线治疗不可切除的 MPM 的Ⅱ期、单臂、多中心研究，纳入了既往未经治疗、不可切除的 MPM 患者 55 名。患者接受度伐利尤单抗联合培美曲塞和顺铂治疗，共 6 个周期。所有入组患者的中位 OS 为 20.5 个月（95% *CI* 13.0~28.5；80% *CI* 15.1~27.9），明显长于历史研究对照组的 12.1 个月（单侧 *P*=0.001 4）。评估 6 个月、12 个月和 24 个月的生存率分别为 87.2%、70.4% 和 44.2%。中位 PFS 为 6.7 个月（95% *CI* 6.1~8.4；80% *CI* 6.3~8.2）。

e JME-001[4] 是一项评估纳武利尤单抗联合培美曲塞和顺铂治疗作为 MPM 一线治疗的 Ⅱ 期研究，共纳入 18 例未经治疗、无法切除的 MPM 患者。14 例（77.8%）患者出现 PR，3 例患者疾病稳定（stable disease，SD），1 例患者无法评估，DCR 为 94.4%（95% CI 72.7%~99.9%）。10 例患者（55.6%）出现 3~4 级 TRAEs，包括代谢或营养紊乱（33.3%）、食欲减退（27.8%）、贫血（16.7%）和低钠血症（11.1%）。

f CONFIRM 研究[5] 是一项评估纳武利尤单抗单药作为间皮瘤（95% 患者为 MPM）二线治疗的 Ⅲ 期研究，共纳入 332 例患者。研究者评估的 PFS 分别为 3.0 个月和 1.8 个月（HR=0.67；95% CI 0.53~0.85；P=0.001 2）；中位 OS 分别为 10.2 个月（95% CI 8.5~12.1 个月）vs. 6.9 个月（95% CI 5.0~8.0 个月）（调整的 HR=0.69；95% CI 0.52~0.91；P=0.009 0）。未观察到新的安全性信号。

g MAPS-2 研究[6]、NIBIT-Meso-1 研究[7] 和 INITIATE 研究[8] 均为在后线治疗 MPM 的 Ⅱ 期研究。MAPS-2 研究旨在观察纳武利尤单抗 ± 伊匹木单抗治疗培美曲塞联合铂类化疗经治的不可切除的 MPM 患者；NIBIT-Meso-1 研究旨在观察度伐利尤单抗联合替西木单抗（tremelimumab）治疗拒绝接受一线化疗或一线铂类化疗后进展的不可手术切除的 MPM 患者；INITIATE 研究旨在观察纳武利尤单抗联合伊匹木单抗治疗 ≥ 一线铂类治疗后 PD 或复发的 MPM 患者。在这 3 项研究中，双免疫联合治疗的 ORR 均为 28%，INITIATE 研究的最终中位 OS 结果尚未报告，其他两项研究的中位 OS 分别为 15.9 个月和 16.6 个月。然而，DIAMED 研究显示度伐利尤单抗单药在二线 MPM 治疗中并未显示足够疗效。

h KEYNOTE-158 研究[9] 队列 H 评估帕博利珠单抗治疗标准治疗后进展或不耐受的 MPM，研究共纳入 118 例患者，结果显示无论 PD-L1 状态如何，经治晚期 MPM 患者都可以从帕博利珠单抗治疗中获益，毒性可控且缓解持续超过 1 年。77 例 PD-L1 阳性 MPM 患者中有 6 例（8%）观察到客观反应（中位 DoR 17.7 个月），31 例 PD-L1 阴性 MPM 患者中有 4 例（13%）观察到客观反应（中位 DoR 14.3 个月）。中位 OS 为 10.0 个月（95% CI 7.6~13.4 个月），中位 PFS 为 2.1 个月（2.1~3.9 个月）。118 例患者中有 82 例（69%）发生与治疗相关的 AEs，14 例患者（12%）发生与治疗相关的严重不良事件（seroius adverse events，SAEs）。19 例患者（16%）有 3~4 级 TRAEs，其中最常见的是结肠炎（3 例）、低钠血症（3 例）和肺炎（2 例）。1 例患者死于治疗相关的呼吸暂停。

i 未接受过 ICIs 治疗的患者。

参考文献

［1］ WRIGHT K. FDA approves nivolumab plus ipilimumab for previously untreated unresectable malignant pleural mesothelioma. Oncology (Williston Park), 2020, 34 (11): 502-503.

［2］ NOWAK AK, LESTERHUIS WJ, KOK PS, et al. Durvalumab with first-line chemotherapy in previously untreated malignant pleural mesothelioma (DREAM): A multicentre, single-arm, phase 2 trial with a safety run-in. Lancet Oncol, 2020, 21 (9): 1213-1223.

［3］ FORDE PM, ANAGNOSTOU V, SUN Z, et al. Durvalumab with platinum-pemetrexed for unresectable pleural mesothelioma: Survival, genomic and immunologic analyses from the phase 2 PrE0505 trial. Nat Med, 2021, 27 (11): 1910-1920.

［4］ MIYAMOTO Y, KOZUKI T, AOE K, et al. JME-001 phase Ⅱ trial of first-line combination chemotherapy with cisplatin, pemetrexed, and nivolumab for unresectable malignant pleural mesothelioma. J Immunother Cancer, 2021, 9 (10): e003288.

[5] FENNELL DA, EWINGS S, OTTENSMEIER C, et al. Nivolumab versus placebo in patients with relapsed malignant mesothelioma (CONFIRM): A multicentre, double-blind, randomised, phase 3 trial. Lancet Oncol, 2021, 22 (11): 1530-1540.

[6] SCHERPEREEL A, MAZIERES J, GREILLIER L, et al. Nivolumab or nivolumab plus ipilimumab in patients with relapsed malignant pleural mesothelioma (IFCT-1501 MAPS2): A multicentre, open-label, randomised, non-comparative, phase 2 trial. Lancet Oncol, 2019, 20 (2): 239-253.

[7] CALABRÓ L, MORRA A, GIANNARELLI D, et al. Tremelimumab combined with durvalumab in patients with mesothelioma (NIBIT-MESO-1): An open-label, non-randomised, phase 2 study. Lancet Respir Med, 2018, 6 (6): 451-460.

[8] DISSELHORST MJ, QUISPEL-JANSSEN J, LALEZARI F, et al. Ipilimumab and nivolumab in the treatment of recurrent malignant pleural mesothelioma (INITIATE): Results of a prospective, single-arm, phase 2 trial. Lancet Respir Med, 2019, 7 (3): 260-270.

[9] YAP T A, NAKAGAWA K, FUJIMOTO N, et al. Efficacy and safety of pembrolizumab in patients with advanced mesothelioma in the open-label, single-arm, phase 2 KEYNOTE-158 study. Lancet Respir Med, 2021, 9 (6): 613-621.

晚期胸膜间皮瘤

六、乳腺癌

治疗线数	I 级推荐	II 级推荐	III 级推荐
新辅助治疗、辅助治疗	PS 0~1 分、PD-L1 CPS ≥ 20，早期三阴性乳腺癌 [a]，手术前 4 个周期帕博利珠单抗 + 紫杉醇 + 卡铂序贯 4 个周期帕博利珠单抗 + 多柔比星 / 表柔比星 + 环磷酰胺新辅助治疗，手术后 9 个周期帕博利珠单抗辅助治疗（1A 类）[b]		PS 0~1 分、早期三阴性乳腺癌，手术前 6 次阿替利珠单抗 +12 次白蛋白紫杉醇序贯 4 个周期阿替利珠单抗 + 多柔比星 + 环磷酰胺新辅助治疗，手术后 11 个周期阿替利珠单抗辅助治疗（2A 类）[c]
晚期一线治疗		PS 0~1 分、PD-L1（CPS ≥ 10）、晚期三阴性乳腺癌：帕博利珠单抗 + 化疗（1A 类）[d] PS 0~1 分、PD-L1（IC ≥ 1%）、不可手术局部晚期 / 转移性三阴性乳腺癌：阿替利珠单抗 + 白蛋白紫杉醇（1A 类）[e]	
晚期二线及以上治疗 [f]			

【注释】

a 三阴性乳腺癌（triple negative breast cancer，TNBC）主要是指雌激素受体、孕激素受体和 HER2（过表达或基因扩增）均表达阴性的乳腺癌，占全部乳腺癌的 15%~20%。TNBC 组织学分级高，侵袭力强，进展快，易远处转移，不能从内分泌治疗及抗 HER2 治疗中获益，因此晚期 TNBC 预后差，中位 OS 只有 8~13 个月[1]。TNBC 的组织标本中肿瘤浸润淋巴细胞和 PD-L1 均高表达，且二者存在相关性[2]，因此，TNBC 可能是 ICIs 治疗的潜在受益人群。

b 2019 年 ESMO 报道的 Ⅲ 期 KEYNOTE-522 研究[3]，针对 PS 0~1 分、早期 TNBC 患者，试验组手术前给予紫杉醇 + 卡铂 + 帕博利珠单抗序贯多柔比星 / 表柔比星 + 环磷酰胺 + 帕博利珠单抗新辅助治疗，手术后辅助治疗给予帕博利珠单抗，对照组新辅助治疗为化疗 + 安慰剂，辅助治疗为安慰剂，主要终点是 pCR 和 EFS。研究显示：pCR 为 64.8% vs. 51.2%（*P*<0.001），其中 PD-L1 阳性患者 pCR 提高 14.0%（68.9% vs. 54.9%），PD-L1 阴性患者 pCR 提高 18.3%（45.3% vs. 30.3%）。中位随访 39.1 个月，EFS 为 84.5% vs. 76.8%（*P*=0.000 31，达到 0.005 17 预设 P 值边界）；3~5 级 AEs 发生率为 77.1% vs. 73.3%。该方案 2021 年获得美国 FDA 批准，NCCN 指南 2022 V4 版作为 2A 类证据优先推荐，2022 年获得 NMPA 批准用于早期高危 TNBC（PD-L1 CPS ≥ 20）患者，因此本指南将其作为 1A 类证据给予 Ⅰ 级推荐。

c 在 Ⅲ 期 IMpassion031 研究[4]中，333 例 TNBC 患者按 1∶1 比例入组，试验组手术前给予阿替利珠单抗 + 白蛋白紫杉醇，序贯阿替利珠单抗 + 多柔比星 + 环磷酰胺新辅助治疗，手术后给予阿替利珠单抗辅助治疗，对照组新辅助治疗为化疗 + 安慰剂，术后观察 1 年。主要终点是 ITT 或 PD-L1 阳性（IC ≥ 1%）患者的 pCR。ITT 人群，pCR 为 57.6% vs. 41.1%；PD-L1 阳性患者，pCR

为 68.8% vs. 49.3%；PD-L1 阴性患者，pCR 为 47.7% vs. 34.4%；EFS、DFS 和 OS 数据尚未成熟，但在试验组观察到获益趋势；≥ 3 级 TRAEs 为 63% vs. 60%。该治疗方案尚未进入 NCCN 指南，尚未获得美国 FDA 和 NMPA 批准，因此本指南将其作为 2A 类证据给予Ⅲ级推荐。

d Ⅲ期 KEYNOTE-355 研究[5]，对复发或转移性 TNBC 初治患者给予帕博利珠单抗 + 化疗或者安慰剂 + 化疗（方案包括白蛋白紫杉醇、紫杉醇或吉西他滨 + 卡铂）治疗，结果显示，PD-L1 CPS ≥ 10 患者，帕博利珠单抗 + 化疗组中位 PFS 为 9.7 个月，安慰剂 + 化疗组为 5.6 个月（$HR=0.65$；$P=0.001\,2$）达到主要终点；PD-L1 CPS ≥ 1 两组间 PFS 差异无统计学意义；ITT 人群未做统计学检验。中位随访 44.1 个月，PD-L1 CPS ≥ 10 患者，帕博利珠单抗 + 化疗组中位 OS 为 23 个月，安慰剂 + 化疗组为 16.1 个月［$HR=0.73$；P（双侧）$=0.018\,5$］，达到了预设 P 值临界值；PD-L1 CPS ≥ 1 两组间未达到预设 P 值临界值；ITT 人群未进行统计学检验[6]。≥ 3 级 TRAEs：帕博利珠单抗 + 化疗组 68%，安慰剂 + 化疗组为 67%。该方案获得 FDA 批准进入 NCCN 指南作为Ⅰ类推荐，虽尚未获得 NMPA 批准，但鉴于帕博利珠单抗在中国已批准晚期 NSCLC、头颈部鳞癌一线治疗等适应证，因此本指南将其作为 1A 类证据给予Ⅱ级推荐。

e Ⅲ期 IMpassion130 研究[7]针对不可手术的局部晚期 / 转移性 TNBC 初治患者给予阿替利珠单抗 + 白蛋白紫杉醇或者安慰剂 + 白蛋白紫杉醇。在 ITT 人群中，阿替利珠单抗联合白蛋白紫杉醇组与对照组中位 PFS 分别为 7.2 和 5.5 个月（$HR=0.80$，$P=0.002\,5$），中位 OS 分别为 21.0 和 18.7 个月（$HR=0.87$，$P=0.077$）；在 PD-L1 阳性患者中，阿替利珠单抗 + 白蛋白紫杉醇组与对照组的中位 PFS 为 7.5 和 5.0 个月（$HR=0.62$；$P<0.000\,1$），中位 OS 分别为 25.4 和 17.9 个月（$HR=0.67$）。随后，IMpassion131 Ⅲ期研究用紫杉醇替换白蛋白紫杉醇，未能验证 IMpassion130 研究结论，美国 FDA 撤回了阿替利珠

在 TNBC 的适应证，但鉴于 IMpassion130 研究中 PD-L1 阳性人群 PFS 及 OS 的双重临床获益，该方案在 NCCN 指南 2022.V4 版的注释部分写入优选推荐，在 ESMO 指南 2021 版为优选方案，同时在 EMA 及全球 100 多个国家或地区批准了该治疗方案的适应证，也鉴于阿替利珠单抗在中国已获得广泛期 SCLC、晚期 NSCLC 和晚期肝细胞癌（hepatocellular carcinoma，HCC）等适应证，因此本指南将其作为 1A 类证据给予 II 级推荐，其中 PD-L1 阳性定义为 IC ≥ 1%（SP142）。

f 目前有一些 I ~ II 期研究聚焦晚期乳腺癌的二线及以上治疗，但均不能作为证据予以推荐。如 NEWBEAT（WJOG9917B）研究[8]、KATE2[9]、TONIC 研究[10]、TOPACIO/KEYNOTE-162 研究[11]、PANACEA/KEYNOTE-014 研究[12] 和 SWOG S1609 II 期研究[13] 等。

参考文献

[1] DEN BROK WD, SPEERS CH, GONDARA L, et al. Survival with metastatic breast cancer based on initial presentation, de novo versus relapsed. Breast Cancer Res Treat, 2017, 161 (3): 549-556.

[2] ALI HR, GLONT SE, BLOWS FM, et al. PD-L1 protein expression in breast cancer is rare, enriched in basal-like tumours and associated with infiltrating lymphocytes. Ann Oncol, 2015, 26 (7): 1488-1493.

[3] PETER S, JAVIER C, PUSZTAI L, et al. Pembrolizumab for early triple-negative breast cancer. N Engl J Med, 2020, 382 (9): 810-821.

[4] ELIZABETH AM, HONG Z, CARLOS HB, et al. Neoadjuvant atezolizumab in combination with sequential nab-paclitaxel and anthracycline-based chemotherapy versus placebo and chemotherapy in patients with early-stage triple-negative breast cancer (IMpassion031): A randomised, double-blind, phase 3 trial. Lancet, 2020, 396 (10257): 1090-1100.

乳腺癌

［5］ JAVIER CS, DAVID WC, HOPE SR, et al. Pembrolizumab plus chemotherapy versus placebo plus chemotherapy for previously untreated locally recurrent inoperable or metastatic triple-negative breast cancer (KEYNOTE-355): A randomised, placebo-controlled, double-blind, phase 3 clinical trial. Lancet, 2020, 396 (10265): 1817-1828.

［6］ CORTES J, RUGOH S, CESCOND W, et al. Pembrolizumab plus chemotherapy in advanced triple-negative breast cancer. N Engl J Med, 2022, 387 (3): 217-226.

［7］ SCHMID P, ADAMS S, RUGO HS, et al. Atezolizumab and nab-paclitaxel in advanced triple-negative breast cancer. N Engl J Med, 2018, 379 (22): 2108-2121.

［8］ OZAKI Y, TSURUTANI J, MUKOHARA T, et al. Safety and efficacy of nivolumab plus bevacizumab, paclitaxel for HER2-negative metastatic breast cancer: Primary results and biomarker data from a phase 2 trial (WJOG9917B). Eur J Cancer, 2022, 171: 193-202.

［9］ LEISHA AE, FRANCISCO E, MARK B, et al. Overall survival in KATE2: A phase 2 study of PD-L1 inhibitor atezolizumab + trastuzumab emtansine (T-DM1) vs placebo + T-DM1 in previously treated HER2-positive advanced breast cancer. ESMO, 2019.

［10］ VOORWERK L, SLAGTER M, HORLINGS HM, et al. Immune induction strategies in metastatic triple-negative breast cancer to enhance the sensitivity to PD-1 blockade: The TONIC trial. Nat Med, 2019, 25 (6): 920-928.

［11］ SHAVETA V, SARA MT, LEE S, et al. Open-label clinical trial of niraparib combined with pembrolizumab for treatment of advanced or metastatic triple-negative breast cancer. JAMA Oncol, 2019, 5 (8): 1132-1140.

［12］ SHERENE L, ANITA G, ANDREA G, et al. Pembrolizumab plus trastuzumab in trastuzumab-resistant, advanced, HER2-positive breast cancer (PANACEA): A single-arm, multicentre, phase 1b-2 trial. Lancet Oncol, 2019, 20 (3): 371-382.

［13］ ADAMS S, OTHUS M, PATEL SP, et al. A multicenter phase Ⅱ trial of ipilimumab and nivolumab in unresectable or metastatic metaplastic breast cancer: cohort 36 of dual anti-CTLA-4 and anti-PD-1 blockade in rare tumors (DART, SWOG S1609). Clin Cancer Res, 2022, 28 (2): 271-278.

乳
腺
癌

七、晚期胃癌

晚期胃癌

治疗线数	Ⅰ级推荐	Ⅱ级推荐	Ⅲ级推荐
晚期一线治疗（*HER2*阴性）	FOLFOX/XELOX+纳武利尤单抗（PD-L1 CPS≥5）（1A类）[a] XELOX+信迪利单抗（PD-L1 CPS≥5）（1A类）[#b] XELOX联合替雷利珠单抗（PD-L1评分≥5）（1A类）[c]	FOLFOX/XELOX+纳武利尤单抗（PD-L1 CPS<5或检测不可及）（1B类）[d] XELOX/联合信迪利单抗（PD-L1 CPS<5或检测不可及）（1B类）[#b] 帕博利珠单抗（限MSI-H/dMMR患者）（2B类）[e]	SOX/XELOX联合纳武利尤单抗（2B类）[f] 帕博利珠单抗（PD-L1 CPS≥1）（2B类）[g] 纳武利尤单抗+伊匹木单抗（限MSI-H/dMMR患者）（2B类）[h] 帕博利珠单抗+顺铂/氟尿嘧啶（限MSI-H/dMMR患者）（2B类）[g] 纳武利尤单抗+FOLFOX/XELOX（限MSI-H/dMMR患者）（2B类）[f]

晚期胃癌（续）

治疗线数	I 级推荐	II 级推荐	III 级推荐
晚期一线治疗（*HER2* 阳性）		帕博利珠单抗（限 MSI-H/dMMR 患者）（2B 类）[e]	帕博利珠单抗 + 曲妥珠单抗 +FP 或 XELOX（2B 类）[i] 纳武利尤单抗 + 伊匹木单抗（限 MSI-H/dMMR 患者）（2B 类）[h] 帕博利珠单抗 + 顺铂 / 氟尿嘧啶（限 MSI-H/dMMR 患者）（2B 类）[g] 纳武利尤单抗 +FOLFOX/XELOX（限 MSI-H/dMMR 患者）（2B 类）[h]
晚期二线治疗（无论 *HER2* 状态）[j]	恩沃利单抗（限 MSI-H/dMMR 患者）（2A 类）[k]	帕博利珠单抗（限 MSI-H/dMMR 患者）（2B 类）[e]	
晚期三线及以上治疗[l]	纳武利尤单抗（1A 类）[m]		

#. 已纳入国家医保目录。

【注释】

a CheckMate 649 研究[1]是一项Ⅲ期随机、全球多中心、开放标签的临床研究，旨在评估与化疗（FOLFOX 或 XELOX）相比，纳武利尤单抗联合化疗或纳武利尤单抗联合伊匹木单抗用于治疗既往未接受过治疗的 HER2 阴性、晚期或转移性胃癌、胃食管连接部癌或食管腺癌患者的疗效。主要终点为 PD-L1 表达阳性即 CPS ≥ 5 人群的 OS 和 PFS。结果显示，在 PD-L1 CPS ≥ 5 的患者中，纳武利尤单抗联合化疗组和单独化疗组的中位 OS 分别为 14.4 个月和 11.1 个月（$HR=0.71$；98.4% CI 0.59~0.86；$P<0.000\ 1$），显著降低 29% 的死亡风险；中位 PFS 分别为 7.7 个月和 6.0 个月（$HR=0.68$；98% CI 0.56~0.81；$P<0.000\ 1$），显著降低 32% 的 PD 或死亡风险，PFS 和 OS 均达到预设的统计学意义的改善。在 CheckMate 649 研究的预设中国亚组中，纳武利尤单抗联合化疗组和单纯化疗组共纳入 208 例患者，中国亚组结果显示：在 PD-L1 CPS ≥ 5 的患者中，纳武利尤单抗联合化疗和单独化疗组的中位 OS 分别为 15.5 个月和 9.6 个月（$HR=0.54$；95% CI 0.36~0.79），死亡风险降低 46%；中位 PFS 分别为 8.5 个月和 4.3 个月（$HR=0.52$；95% CI 0.34~0.77），PD 或死亡风险降低 48%，PFS 和 OS 均观察到具有临床意义的获益。基于该研究，NMPA 批准纳武利尤单抗联合含氟尿嘧啶和铂类药物化疗适用于一线治疗晚期或转移性胃癌、胃食管连接部癌或食管腺癌患者。

b 晚期胃癌一线治疗的Ⅲ期临床研究 ORIENT-16 中，纳入 650 例患者，对比信迪利单抗或安慰剂联合 XELOX 化疗，主要研究终点是 CPS ≥ 5 人群和全人群的 OS，结果显示 PD-L1 CPS ≥ 5 的患者中，联合信迪利单抗显著延长 PFS（7.7 个月 vs. 5.8 个月，$HR=0.628$，$P=0.000\ 2$）和 OS

（18.4 个月 vs. 12.9 个月，*HR*=0.660；*P*=0.002 3），ORR 从 48.4% 提高至 58.2%[2]，在全人群中，PFS、OS 也得到延长，但受益小于前者，分别为 1.4 个月及 2.9 个月。基于该研究，NMPA 批准信迪利单抗联合含氟尿嘧啶类和铂类药物化疗用于不可切除的局部晚期、复发或转移性胃及胃食管交界处腺癌的一线治疗。

c RATIONALE 305 研究[3] 是一项比较替雷利珠单抗联合铂类药物和氟尿嘧啶化疗与安慰剂联合铂类药物和氟尿嘧啶化疗用于一线治疗局部晚期、不可切除或转移性胃或胃食管交界处癌患者的疗效和安全性的随机、双盲、安慰剂对照全球 III 期临床试验。结果显示，替雷利珠单抗联合化疗显著延长了 PD-L1 阳性（评分 ≥ 5%）患者的中位 OS（17.2 个月 vs. 12.6 个月，*HR*=0.74，95% *CI* 0.59~0.94），死亡风险显著下降 26%。且无论患者年龄、ECOG 评分、性别、种族、化疗方案选择以及是否发生腹膜转移，使用替雷利珠单抗联合化疗均有长期生存获益。在 PFS 方面，替雷利珠单抗联合化疗组较对照组也有显著延长（7.2 个月 vs. 5.9 个月，*HR*=0.67；95% *CI* 0.55~0.83），显著降低疾病进展风险 33%。因此，替雷利珠单抗联合化疗有望成为晚期 PD-L1 阳性胃癌患者一线标准治疗方案之一。

d Checkmate 649 研究在全人群中也达成了具有统计学意义的生存获益，其中 626 例为 PD-L1 CPS<5 分的患者[1]。尽管上述两项研究均未公布 PD-L1 CPS<5 分患者的生存受益，两项 meta 分析显示对于 PD-L1 表达阴性或低表达的晚期胃癌患者使用免疫治疗并不改善患者的生存时间[4-5]。综上，结合我国临床实践，推荐在 PD-L1 CPS<5 或检测不可及时，如患者肿瘤负荷较大，体力状况较好，需要尽快降低肿瘤负荷缓解症状，或后续二线治疗选择有限，且患者不存在 ICIs 禁忌证时，也可考虑 XELOX/FOLFOX 联合纳武利尤单抗或 XELOX 联合信迪利单抗。

e 错配修复蛋白缺失（mismatch repair deficient，dMMR）/ 微卫星高度不稳定（high-frequency microsatellite instability，MSI-H）胃癌约占晚期胃癌的 6%[6]，其分子分型特点、生物学行为、药物敏感性、肿瘤微环境、治疗模式及预后与 pMMR/MSS 患者存在巨大差异[7]，主要特点为预后好、化疗不敏感及免疫治疗获益明显。但由于发病率较低，缺乏 MSI-H/dMMR 胃癌患者的大样本高级别循证医学证据，多为前瞻性研究的非预设亚组，例如 KEYNOTE-062 及 CheckMate 649 研究分别纳入 50 例及 55 例 MSI-H/dMMR 胃癌患者，故该人群的一线治疗暂空缺 I 级推荐，仍鼓励该人群积极参与临床研究[8]。

f ATTRACTION-4 研究纳入 724 例患者，比较 SOX/XELOX+ 纳武利尤单抗和 SOX/XELOX+ 安慰剂，主要终点为 PFS 和 OS，结果显示化疗联合免疫治疗组显著延长 PFS（10.45 个月 vs. 8.34 个月，*HR*=0.68，*P*=0.000 7），但是 OS（17.45 个月 vs. 17.15 个月，*HR*=0.9，*P*=0.26）未达到统计学差异（在标准治疗组的后续治疗中，ICIs 的使用比例为 27%，标准治疗组的 OS 比其他试验更好），ORR 从 47.8% 提升到 57.5%[9]。

g KEYNOTE-062 研究的 MSI-H/dMMR 胃癌亚组中，分别有 14 例、17 例及 19 例接受帕博利珠单抗、帕博利珠单抗联合化疗及单纯化疗，ORR 及 24 个月生存率分别为 57.1%/71%、64.7%/65% 及 36.8%/26%[10]，提示一线治疗中免疫单药及免疫联合化疗优于单纯化疗，免疫单药的长期生存获益更为明确，可作为 II 级推荐；基于我国临床实践，并考虑患者的经济依从性，国内已获批上市的其他 ICIs 亦可作为 III 级推荐。免疫联合化疗（帕博利珠单抗联合 FP 或纳武利尤单抗联合 FOLFOX/XELOX）作为 III 级推荐，仅在 ICIs 应用存在禁忌或不可及时，考虑单纯化疗。

h 在 CheckMate 649 研究中的 MSI-H 亚组中，双免疫治疗（纳武利尤单抗联合伊匹单抗）对比化疗，

ORR 分别 70% 及 57%，OS 明显延长（未达到 vs. 10 个月；*HR*=0.28），死亡风险降低 72%；联合化疗组的 ORR 及 OS 分别为 55% 及 38.7 个月，尽管双免疫治疗组因安全性提前终止，但后续 CheckMate 142 等研究中验证了调整剂量（纳武利尤单抗 3mg/kg 联合伊匹单抗 1mg/kg）的良好安全性[8]，因此剂量调整后的双免疫治疗可作为 MSI-H/dMMR 胃癌一线治疗的 III 级推荐。

i KEYNOTE-811 研究[11] 纳入 692 例不可切除或转移性 HER2 阳性 G/GEJ 腺癌患者，对比帕博利珠单抗或安慰剂联合曲妥单抗 /FP 或 CAPOX，在第一次期中分析显示，两组的 ORR 分别为 74.4% 和 51.9%（*P*=0.000 06）；两组 CR 率分别为 11.3% 与 3.1%，DCR 为 96.2% 与 89.3%。由于生存获益显著，美国 FDA 批准其用于 HER2 阳性的晚期胃癌一线治疗，但由于仅为次要研究终点的初次期中分析，且我国尚未批准其适应证，目前作为 III 级推荐，鼓励患者参加临床研究。

j 一项前瞻性临床研究纳入了 68 例标准治疗失败 MSI-H/dMMR 晚期恶性肿瘤，接受斯鲁利单抗治疗，ORR 为 39.7%，12 个月 DoR 率为 92.1%，12 个月 OS 率为 74.5%。其中 3 例接受过二线治疗的胃癌受试者中位随访时间为 7.16 个月，1 例获得 PR（ORR 为 33.3%），由于样本量有限，标准治疗失败的 MSI-H 胃癌患者接受斯鲁利单抗治疗尚需积累更多临床数据[12]。

k 在一项纳入标准治疗失败的 MSI-H/dMMR 晚期实体瘤患者的前瞻性多中心 II 期临床研究中，共纳入 18 例二线及以上胃癌患者，33.3% 为三线以上患者，ORR，DCR，DoR ≥ 12 个月，12 个月无进展生存率，及 12 个月生存率分别为 44.4%、83.3%、100.0%、58.0% 及 83.3%，PFS 及 OS 未达到，相较于 KEYNOTE-016 研究，本项研究在中国人群内完成，胃癌样本量更大，同时安全性良好，恩沃利单抗已通过优先审评审批程序附条件批准晚期 MSI-H/dMMR 晚期实体瘤适应证，因此在既往未应用过 PD1/PDL1 单抗抑制剂的二线人群中，可作为 I 级推荐[13]；如在一线治疗中已接受 ICIs 治疗，根据 HER-2 状态选择相应二线治疗方案。

l 默沙东宣布自愿撤回一项在美国加速批准的帕博利珠单抗适应证，用于治疗在二线及后线治疗后进展的 PD-L1 阳性局部晚期或转移性胃及胃食管交界处（GEJ）腺癌，因此将其从胃癌的三线治疗推荐中撤出。

m 基于 ATTRACTION-2 研究，纳武利尤单抗单药获批晚期胃癌三线治疗的适应证；但随着 CheckMate 649 等一线研究公布并改写胃癌一线免疫治疗的格局后，临床实践中在三线治疗中少有适用情况，只有在既往一线、二线均未经 PD-1/PD-L1 单抗治疗的患者中，通过评估患者身体状况、潜在超进展风险以及 AEs 后方可谨慎应用[14]。

参考文献

[1] MARKUS H. MOEHLER KS, MARCELO G, et al. First-line (1L) nivolumab (NIVO) plus chemotherapy (chemo) versus chemo in advanced gastric cancer/gastroesophageal junction cancer/esophageal adenocarcinoma (GC/GEJC/EAC): Expanded efficacy and safety data from CheckMate 649. J Clin Oncol, 39, 2021 (suppl 15): abstr 4002.

[2] XU J, JIANG H, PAN Y, et al. Sintilimab plus chemotherapy (chemo) versus chemo as first-line treatment for advanced gastric or gastroesophageal junction (G/GEJ) adenocarcinoma (ORIENT-16): First results of a randomized, double-blind, phase III study. Ann Oncol, 2021, 32 (suppl_5): S1283-S1346.

[3] MOEHLER M, KATO K, ARKENAU T, et al. Rationale 305: Phase 3 study of tislelizumab + chemotherapy vs placebo + chemotherapy as first-line treatment of advanced gastric or gastroesophageal junction adenocarcinoma. ASCO

GI 2023.

［4］ XIE T, ZHANG Z, ZHANG X, et al. Appropriate PD-L1 cutoff value for gastric cancer immunotherapy: A systematic review and meta-analysis. Front Oncol, 2021, 11: 646355.

［5］ ZHAO JJ, YAP DWT, CHAN YH, et al. Low programmed death-ligand 1-expressing subgroup outcomes of first-line immune checkpoint inhibitors in gastric or esophageal adenocarcinoma. J Clin Oncol, 2021, 40 (4): 392-402.

［6］ LATHAM A, SRINIVASAN P, KEMEL Y, et al. Microsatellite instability is associated with the presence of Lynch Syndrome Pan-Cancer. J Clin Oncol, 2019, 37 (4): 286-295.

［7］ AKAGI K, OKI E, TANIGUCHI H, et al. Real-world data on microsatellite instability status in various unresectable or metastatic solid tumors. Cancer Sci, 2021, 112 (3): 1105-1113.

［8］ JANJIGIAN JA, A YY, MOEHLER M, et al. Nivolumab (NIVO) plus chemotherapy (Chemo) or ipilimumab (IPI) vs chemo as first-line (1L) treatment for advanced gastric cancer/gastroesophageal junction cancer/esophageal adenocarcinoma (GC/GEJC/EAC): CheckMate 649 study. Ann Oncol, 2021, 32 (suppl_5): S1283-S1346.

［9］ KANG YK, CHEN LT, RYU MH, et al. Nivolumab plus chemotherapy versus placebo plus chemotherapy in patients with HER2-negative, untreated, unresectable advanced or recurrent gastric or gastro-oesophageal junction cancer (ATTRACTION-4): A randomised, multicentre, double-blind, placebo-controlled, phase 3 trial. Lancet Oncol, 2022, 23 (2): 234-247.

［10］ SHITARA K, VAN CUTSEM E, BANG YJ, et al. Efficacy and safety of pembrolizumab or pembrolizumab plus chemotherapy vs chemotherapy alone for patients with first-line, advanced gastric cancer: The KEYNOTE-062 phase 3 randomized clinical trial. JAMA Oncol, 2020, 6 (10): 1-10.

［11］ JANJIGIAN YY, KAWAZOE A, YAEZ P, et al. The KEYNOTE-811 trial of dual PD-1 and HER2 blockade in HER2-positive gastric cancer. Nature, 2021, 600 (7890): 727-730.

［12］ JIN LI HZ, CHUAN JIN, et al. Efficacy and safety of HLX10, a novel anti-PD-1 antibody, in patients with previ-

晚
期
胃
癌

ously treated unresectable or metastatic microsatellite instability-high or mismatch repair-deficient solid tumors: A single-arm, multicenter, phase 2 study. J Clin Oncol, 39, 2021 (suppl 15): abstr 2566.

[13] SHEN L, LI J, DENG Y, et al. Envafolimab (KN035) in advanced tumors with mismatch-repair deficiency. J Clin Oncol, 2020, 38 (15_suppl): 3021.

[14] KANG YK, BOKU N, SATOH T, et al. Nivolumab in patients with advanced gastric or gastro oesophageal junction cancer refractory to, or intolerant of, at least two previous chemotherapy regi-mens (ONO-4538-12, ATTRAC-TION-2): A randomised, double-blind, placebo-controlled, phase 3 trial. Lancet, 2017, 390 (10111): 2461-2471.

八、中晚期肝细胞癌

中晚期肝细胞癌

治疗线数	分层	I 级推荐	II 级推荐	III 级推荐
中晚期一线治疗 [a, b]	肝功能 Child-Pugh A 级或较好的 B 级（≤7 分）	阿替利珠单抗 + 贝伐珠单抗（1A 类）[c] 信迪利单抗 + 贝伐珠单抗生物类似物（1A 类）[d#] 度伐利尤单抗 + 替西木单抗（1A 类）[e] 卡瑞利珠单抗 + 阿帕替尼（1A 类）[f]	度伐利尤单抗（1A 类）[e] 替雷利珠单抗（1A 类）[g#]	奥沙利铂为主的系统化疗 + 卡瑞利珠单抗（2B 类）[h]
中晚期二线治疗	肝功能 Child-Pugh A 级或较好的 B 级（≤7 分）	帕博利珠单抗（1A 类）[i] 卡瑞利珠单抗（2A 类）[j] 替雷利珠单抗（2A 类）[k#]	既往使用过索拉非尼者可考虑卡瑞利珠单抗 + FOLFOX4（2A 类）[h] 既往使用过 FOLFOX4 方案者可考虑卡瑞利珠单抗 + 阿帕替尼（2A 类）[f]	纳武利尤单抗 + 伊匹木单抗（2A 类）[l]

\#. 已纳入国家医保目录。

【注释】

a 迄今为止，晚期 HCC 的治疗效果有了明显的进步，但是仍然不尽如人意，应该鼓励患者积极参加新药临床试验。

b 免疫联合抗血管生成药物相关 III 期临床研究（帕博利珠单抗联合仑伐替尼、卡瑞利珠单抗联合阿帕替尼、HLX10 联合 HLX04、SCT-I10A 联合 SCT510 等）、免疫联合化疗 III 期临床研究（卡瑞利珠单抗联合 FOLFOX4）以及免疫联合免疫 III 期临床研究（纳武利尤单抗联合伊匹木单抗、信迪利单抗联合 IBI310）等，部分已完成入组，部分正在进行中，部分已经有初步阳性结果。

c IMbrave150 研究是一项随机对照、开放标签的国际多中心 III 期临床研究[1]，共纳入 501 例既往未接受过系统性治疗的不可切除的 HCC 患者，按照 2∶1 的比例随机接受阿替利珠单抗和贝伐珠单抗联合治疗或索拉非尼治疗。共同主要终点为 OS 和 PFS。2019 年 ESMO 亚洲年会上报告了第一次中期分析结果，OS 和 PFS 均达到预设的统计学界值。阿替利珠单抗联合贝伐珠单抗组 mOS 尚未达到，索拉非尼组 mOS 为 13.2 个月（10.4 个月，未达到），联合组可使死亡风险降低 42%（HR=0.58；95% CI 0.42~0.79；P=0.000 6）；联合组的 mPFS 为 6.8 个月，索拉非尼组为 4.3 个月，PD 风险降低 41%（HR=0.59；95% CI 0.47~0.76；P<0.000 1）。在安全性方面，接受联合疗法的患者，36% 发生 3~4 级 TRAEs，17% 发生治疗相关性 SAEs；索拉非尼组中 46% 发生 3~4 级与 TRAEs，15% 发生 SAEs。在 2020 年初欧洲肝脏病学会（EASL）肝癌峰会上，报告了中国亚组数据[2]：共有 194 例患者（137 例来自 IMbrave150 全球研究，57 例来自中国扩展研究队列），其中联合组 133 例，索拉非尼组 61 例治疗；联合治疗组的 mOS 尚未达到，索拉非尼组 mOS 为 11.4 个月（HR=0.44）；mPFS 是 5.7 个月 vs. 3.2 个月（HR=0.60）。可以看到，对

于预后相对更差的中国晚期 HCC 患者，联合治疗同样能带来有临床意义的 OS 和 PFS 的改善。2020 年 10 月，阿替利珠单抗和贝伐珠单抗联合一线治疗中晚期 HCC 的适应证获得 NMPA 批准。在 2021 年 ASCO-GI 会议上，IMbrave150 研究报告了最终的 OS 更新[3-4]，联合组对比索拉非尼组的 mOS 分别为 19.2 个月 vs. 13.4 个月（*HR*=0.66），中国亚组的 mOS 分别为 24.0 个月 vs. 11.4 个月（*HR*=0.53）；联合组 ORR 达到 29.8%，其中 CR 25 例（8%），PR 72 例（22%）；索拉非尼组 ORR 为 11.3%，其中 CR 0 例（0%），PR 17 例（11%）。

d ORIENT-32 研究[5]是一项开放标签、随机对照的 Ⅲ 期临床研究，共纳入 571 例未经系统治疗的不可切除的中国 HCC 患者，按照 2∶1 的比例随机接受信迪利单抗联合贝伐珠单抗生物类似物或索拉非尼单药治疗。主要终点为 OS 和 PFS。截至 2020 年 8 月 15 日，中位随访时间为 10.0 个月，联合组共 380 例，对照组 191 例患者纳入分析。mOS 分别为未达到 vs. 10.4 个月（*HR*=0.569，95% *CI* 0.431~0.751，*P*<0.000 1），死亡风险较对照组降低 43%；mPFS 分别为 4.6 个月 vs. 2.8 个月（*HR*=0.565，95% *CI* 0.455~0.701，*P*<0.000 1），PD 风险较对照组降低 43%；联合组在不同临床亚组 OS、PFS 均有获益；联合组的 ORR 为 20.5%，显著高于对照组的 4.1%（*P*<0.000 1）。整体 AEs 发生率与索拉非尼相当，而 TRAEs、3~4 级 TRAEs 发生率较索拉非尼更低（33.7% vs. 35.7%）。ORIENT-32 提供了最大规模乙型肝炎病毒（hepatitis B virus，HBV）相关 HCC 患者接受免疫联合治疗的数据，更符合中国临床实践。2021 年 6 月 25 日，该联合方案获 NMPA 批准用于不可切除或转移性 HCC 的一线治疗。

e 2021 年 10 月，阿斯利康宣布度伐利尤单抗联合替西木单抗一线治疗晚期 HCC 患者的 Ⅲ 期 HIMALAYA 研究中达到了主要终点 OS[6]。该研究采用随机、开放标签设计，在 16 个国家的

190 个中心入组了 1 324 例不可手术的晚期 HCC 患者，这些患者之前均未接受过系统治疗，并且也不适合接受局部疗法。患者随机分组，分别接受度伐利尤单抗单药治疗（1 500mg，每 4 周一次）、STRIDE 方案（在度伐利尤单抗基础上添加使用一剂替西木单抗 300mg）和索拉非尼治疗。结果显示与索拉非尼单药治疗相比，STRIDE 组的 mOS 得到了显著统计学意义和临床意义的改善（16.4 个月 vs. 13.8 个月，HR=0.78；95% CI 0.65~0.92；P=0.003 5）。此外，度伐利尤单抗单药治疗显示出了非劣于索拉非尼的 OS 获益（16.6 个月 vs. 13.8 个月；HR=0.86；96% CI 0.73~1.03），同时免疫治疗组 3~4 级和导致停药的 TRAEs 发生率均低于索拉非尼组，且未增加肝脏毒性及出血等 AEs。

f SHR-1210-Ⅲ-310 研究是一项随机、对照、开放、国际多中心Ⅲ期临床研究，考察卡瑞利珠单抗联合阿帕替尼对比索拉非尼一线治疗不可切除 HCC 的疗效和安全性，2022 年 ESMO 年会公布了最终结果[7]。试验组为卡瑞利珠单抗（200mg，每 2 周一次）+阿帕替尼（250mg，每日一次）（n=272），对照组为索拉非尼（400mg，每日两次）（n=271），主要研究终点为 PFS 和 OS。入组人群基线特征中亚洲患者占比 82.7%，HBV 阳性者占比 76.5%，前期接受局部治疗者占比 59.2%。结果显示，mPFS 分别为 5.6 个月 vs. 3.7 个月（HR=0.52，95% CI 0.41~0.65，P<0.000 1），mOS 分别为 22.1 个月 vs. 15.2 个月（HR=0.62，95% CI 0.49~0.80，P<0.000 1），ORR 分别为 25.4% vs. 5.9%，DCR 分别为 78.3% vs. 53.9%；≥3 级 TRAEs 发生率分别为 80.5% vs. 52%，发生率大于 20% 的 ≥3 级 AEs 主要是高血压（37.5%）和转氨酶升高（16.5%）。这是目前全球首个显示 PD-1/PD-L1 抑制剂联合小分子抗血管生成药物治疗晚期 HCC 生存获益的阳性关键性Ⅲ期临床研究。

g RATIONALE 301 研究是替雷利珠单抗对比索拉非尼一线治疗不可切除 HCC 的随机、对照、开放、国际多中心Ⅲ期临床研究，2022 年 ESMO 年会公布了最终分析结果[8]。试验组采用替雷利珠单抗 200mg，每 2 周一次（n=342），对照组为索拉非尼 400mg，每日 2 次（n=332）。结果显示，替雷利珠单抗治疗晚期不可切除 HCC 患者显示了具有临床意义的 OS 获益，达到了主要研究终点 OS 的非劣效性（mOS 15.9 个月 vs. 14.1 个月，HR=0.85，95% CI 0.712~1.019；P=0.039 8）；与索拉非尼相比，替雷利珠单抗单药组具有较高的 ORR（14.3% vs. 5.4%）和更持久的缓解（mDoR：36.1 个月 vs. 11.0 个月）；与索拉非尼相比，替雷利珠单抗组发生 TEAEs、≥3 级 TEAEs、≥3 级治疗相关 TEAEs 以及 TEAEs 导致中断或药物剂量调整的患者更少。

h 卡瑞利珠单抗 +FOLFOX4/GEMOX 一线治疗晚期 HCC 或胆道细胞癌（biliary tract cancer，BTC）是一项正在进行中的、单臂、中国多中心、Ⅱ期研究[9]。在 34 例可评估的 HCC 患者中，确认的 ORR 为 26.5%；确认的 DCR 为 79.4%，mTTR 为 2.0 个月，6/9 例缓解者继续接受治疗，mDoR 未达到，mPFS 为 5.5 个月。85.3% 的 HCC 患者发生了 3 或 4 级 TRAEs，5.9% 发生了 3 或 4 级 irAEs（表现为脂肪酶增加）。卡瑞利珠单抗联合 FOLFOX4 比较标准治疗（索拉非尼或 FOLFOX4）一线治疗晚期 HCC 的随机、开放标签、多中心Ⅲ期研究（NCT03605706）目前正在进行中。

i KEYNOTE-224 研究是一项非随机、单臂、开放标签的国际多中心Ⅱ期临床研究[10]，纳入标准为病理学确诊的晚期 HCC、索拉非尼治疗进展或毒性无法耐受、ECOG 评分 0~1 分、脏器功能正常、Child-Pugh 分级为 A 级。主要研究终点为 ORR。共入组 104 例患者，结果显示 ORR 为 17%，包括 1 例（1%）CR 和 17 例（16%）PR，46 例（44%）SD。mTTR 为 2.1 个月，mPFS 为 4.9

个月，mOS 为 12.9 个月。76 例（73%）出现 TRAEs，其中 16 例（15%）SAEs，25 例（24%）3 级 AEs；常见的是 AST 升高（7 例，7%）、ALT 升高（4 例，4%）、乏力（4 例，4%）；仅有 1 例（1%）受试者出现 4 级治疗相关的高胆红素血症，1 例受试者因治疗相关的溃疡性食管炎死亡，3 例（3%）受试者发生免疫相关的肝炎，无病毒复燃。2018 年 11 月，美国 FDA 有条件地批准帕博利珠单抗用于肝癌二线治疗。

评估帕博利珠单抗用于 HCC 二线治疗的 Ⅲ 期随机临床试验 KEYNOTE-240 研究于 2019 年 ASCO 年会公布[11]，结果显示 OS 和 PFS 没有达到预设的统计学界值，帕博利珠单抗组与安慰剂组对比：OS 13.9 个月 vs. 10.6 个月，*HR*=0.781（*P*=0.023 8）；PFS 3.0 个月 vs. 2.8 个月，*HR*=0.718（*P*=0.002 2，无统计学差异）；ORR 18.3% vs. 4.4%，mDoR 为 13.8 个月；安全性与先前报道的 KEYNOTE-224 研究基本一致，包括肝炎和其他免疫相关事件的发生率，未发现 HBV/HCV 病毒复燃。亚组分析结果[12]显示，亚洲人群（帕博利珠单抗组和安慰剂组分别有 107 例和 50 例患者）接受帕博利珠单抗治疗的 OS 获益更多，*HR* 达到 0.548（95% *CI* 0.374~0.804，*P*=0.000 9），生存获益优于欧美患者。

KEYNOTE-394 研究是另一项随机、双盲、Ⅲ 期临床试验[13]，评估帕博利珠单抗对此前接受索拉非尼或奥沙利铂化疗的亚洲晚期 HCC 患者的疗效，其中 80% 的患者来自中国。主要终点为 OS，次要终点为 PFS、ORR、DoR 和 DCR。由于预先改良了研究设计，KEYNOTE-394 研究达到了 OS 的主要研究终点。结果显示，帕博利珠单抗组和安慰剂组 mOS 分别为 14.6 个月和 13.0 个月（*HR*=0.79；95% *CI* 0.63~0.99，*P*=0.018 0），mPFS 分别为 2.6 个月和 2.3 个月（*HR*=0.74；95% *CI* 0.60~0.92，*P*=0.003 2），帕博利珠单抗组 ORR 明显提高（12.7% vs. 1.3%）。安全性方面，任何级别的 TRAEs 两个组的发生率分别是 66.9% 和 49.7%，3 级以上的 TRAEs 发生率分别是 14.4% 和 5.9%。

j 由我国 13 家中心共同开展的二线及以上卡瑞利珠单抗治疗 HCC 的 II 期临床研究[14]，纳入既往至少一线治疗进展或不耐受的 HCC 患者，随机分组给予卡瑞利珠单抗 3mg/kg，每 2 周一次或每 3 周一次。共入组 220 例经治 HCC 患者。主要终点是 ORR 和 6 个月 OS 率，次要终点为 PFS 和 OS 等。研究表明：①对既往系统性治疗失败或不耐受的中国晚期 HCC 患者，采用卡瑞利珠单抗进行二线及以上治疗的有效性较高。即使在患者基线状态更差的情况下，卡瑞利珠单抗表现出与其他 PD-1 抑制剂可比的疗效［ORR: 14.7% vs.（14.3%~18.3%）］，6 个月的生存获益［6 个月 OS 率：74.7% vs.（77.9%~82.0%）］及中位生存时间［13.8 个月 vs.（12.9~15.1）个月］，且两周给药与三周给药疗效无明显差异。至数据截止日，中位随访时间 12.5 个月，大部分获益的患者仍在持续缓解中［BICR: 18/32（56.3%）］，缓解开始时间较早（BICR: 中位 TTR 为 2.0 个月），显示出持久的抗肿瘤活性。②安全性分析显示，TRAEs 发生率与其他 PD-1 抑制剂相当［3~4 级: 21.7% vs.（18%~25%）；5 级: 0.9% vs.（0.4%~1%）；药物相关 SAEs: 11.1% vs. 15%］。TRAEs 发生谱与同类药物类似，RCCEP 发生率高，但大多数患者（144 例，66.4%）为 1~2 级，只有 1 例为 3 级，RCCEP 的发生与临床客观疗效密切相关。③进展后继续使用卡瑞利珠单抗的患者仍可获益：进展后 6 个月 OS 率：74.0% vs. 54.5%。卡瑞利珠单抗已于 2020 年 3 月 4 日通过 NMPA 评审，正式获批中晚期 HCC 二线适应证。2021 年 9 月，长期随访后的生存结果公布，mOS 达到了 14.9 个月；研究还发现 PD 后继续用药的患者仍然能够取得一定的生存获益：172 例 PD 的患者有 102 例继续接受了卡瑞利珠单抗治疗，这部分患者的 mOS 可达 16.9 个月[15]。

k RATIONALE 208 研究是一项全球、多中心、单臂、开放性的 II 期临床研究[16]，旨在评估替雷利珠单抗用于既往接受过至少一种全身治疗的不可切除的 HCC 患者的疗效和安全性。该研究纳入了来自亚洲和欧洲 8 个国家或地区的 249 例不可切除的 HCC 患者，接受替雷利珠单抗固定剂量（200mg，每 3 周一次）治疗；其中 49% 为中国患者。患者中位年龄为 62 岁，其中 217 例（87.1%）为男性，138 例患者接受过一种全身治疗，111 例患者接受过至少两种全身治疗。研究主要终点为经 IRC 评估的 ORR，次要终点包括 OS、DoR、PFS 和 DCR 等。研究中位随访时间为 12.4 个月，根据 RECIST v1.1 标准，IRC 评估的 ORR 为 13.3%，包括 3 例 CR；DCR 为 53.0%，mDoR 未达到，在获得 CR 或 PR 的患者中，分别有 90.4% 和 79.2% 的患者在 6 个月和 12 个月时缓解仍在持续。入组患者的 mOS 为 13.2 个月（95% CI 10.8~15.0 个月），mPFS 为 2.7 个月（95% CI 1.4~2.8 个月）。2021 年 6 月 23 日，NMPA 附条件批准了替雷利珠单抗用于治疗至少经过一种全身治疗 HCC 患者的适应证。

l 2019 年 ASCO 年会上报告了 CheckMate 040 研究的双免联合队列 4（纳武利尤单抗 + 伊匹木单抗）二线治疗晚期 HCC 的 II 期研究结果[17]，入组患者为索拉非尼治疗不耐受或进展的晚期 HCC，按 1：1：1 分为三组：A 组为纳武利尤单抗 1mg/kg+ 伊匹木单抗 3mg/kg，每 3 周一次（4 次）；B 组为纳武利尤单抗 3mg/kg+ 伊匹木单抗 1mg/kg，每 3 周一次（4 次）；C 组为纳武利尤单抗 3mg/kg，每 2 周一次 + 伊匹木单抗 1mg/kg，每 6 周一次；A、B 两组随后进入纳武利尤单抗 240mg，每 2 周一次固定剂量，所有患者均治疗至 PD 或毒性不可耐受。经过至少 28 个月的随访，有 33%（16/49；95% CI 20%~48%）的患者对免疫联合治疗有反应；BICR 根据 RECIST v1.1 标准评估，8%（4/49）达到 CR，24%（12/49）PR；DoR 为 4.6~30.5 个月，其中 88% 持续至少 6 个月，56% 至少持续 12 个月，31% 至少持续 24 个月。BICR 使用 mRECIST 评估的 ORR 为 35%（17/49；95% CI 22%~50%），12%（6/49）CR，22%（11/49）报告 PR。接受索拉非尼治疗半年以上的患者，纳武利尤单抗治疗的总体 OS 相对较好[18-19]。安全性方面，采用纳武利尤单抗 1mg/kg 联合伊匹木单抗 3mg/kg 治疗，59% 的患者出现了 SAEs；29% 的患者中断治疗，65% 的患者因 AEs 延迟治疗。基于上述结果，2020 年 3 月，美国 FDA 加速批准纳武利尤单抗 1mg/kg+ 伊匹木单抗 3mg/kg（每 3 周一次）用于既往接受过索拉非尼治疗的晚期 HCC 患者。2021 年 ASCO-GI 报告了该队列长期随访的结果[20]，中位随访时间 46.5 个月，结果显示 A 组患者 mOS 明显长于 B、C 组（22.2 个月 vs. 12.5 个月 vs. 12.7 个月），并且 A 组患者按 AFP>400ng/ml 和 <400ng/ml 分层后，mOS 差异显著（10.8 个月 vs. 46.1 个月），长期随访未发现新的不良事件。

参考文献

[1] FINN RS, QIN SK, IKEDA M, et al. Atezolizumab plus bevacizumab in unresectable hepatocellular carcinoma. N Eng l J Med, 2020, 382 (20): 1894-1905.

[2] QIN S, REN Z, FENG Z, et al. Efficacy and safety of atezolizumab + bevacizumab vs sorafenib in Chinese patients with unresectable HCC in the phase Ⅲ IMbrave150 study. Liver Cancer Summit, 2020: abstract OP02-03.

[3] RICHARD SF, SHUKUI Q, MA SI, et al. IMbrave150: Updated overall survival (OS) data from a global, randomized, open-label phase Ⅲ study of atezolizumab (atezo) +bevacizumab (bev) versus sorafenib (sor) in patients (pts) with unresectable hepatocellular carcinoma (HCC). J Clin Oncol, 2021, 39 (3s): abstract 267.

［4］ GALLE PR, FINN RS, QIN SK, et al. Patient-reported outcomes with atezolizumab plus bevacizumab versus sorafenib in patients with unresectable hepatocellular carcinoma (IMbrave150): An open-label, randomised, phase 3 trial. Lancet Oncol, 2021, 22 (7): 991-1001.

［5］ REN Z, XU J, BAI Y, et al. Sintilimab plus a bevacizumab biosimilar (IBI305) versus sorafenib in unresectable hepatocellular carcinoma (ORIENT-32): A randomised, open-label, phase 2-3 study. Lancet Oncol, 2021, 22 (7): 977-990.

［6］ GK ABOU-ALFA, SL CHAN, M KUDO, et al. Phase 3 randomized, open-label, multicenter study of tremelimumab (T) and durvalumab (D) as first-line therapy in patients (pts) with unresectable hepatocellular carcinoma (uHCC): HIMALAYA. 2022 ASCO GI: Abstract 379.

［7］ QIN SK, CHAN SL, CHENG AL, et al. Camrelizumab plus rivoceranib versus sorafenib as first-line therapy for advanced hepatocellular carcinoma (aHCC): A randomized, phase 3 trial. ESMO, 2022: LBA 35#.

［8］ QIN S, KUDO M, MAYER T, et al. Final analysis of RATIONALE-301: Randomized, phase 3 study of tislelizumab versus sorafenib as first-line treatment for unreseactable hepatocellular carcinoma. ESMO, 2022: LBA 36#.

［9］ QIN SK, CHEN ZD, LIU Y, et al. A phase II study of anti-PD-1 antibody camrelizumab plus FOLFOX4 or GEMOX systemic chemotherapy as first-line therapy for advanced hepatocellular carcinoma or biliary tract cancer. J Clin Oncol, 2019, 37 (s): abstract 4074.

［10］ ZHU AX, FINN RS, EDELINE J, et al. Pembrolizumab in patients with advanced hepatocellular car-cinoma previously treated with sorafenib (KEYNOTE-224): A non-randomised, open-label phase 2 trial. Lancet Oncol, 2018, 19 (7): 940-952.

［11］ FINN RS, RYOO BY, MERLE P, et al. Pembrolizumab as second-line therapy in patients with advanced hepatocellular carcinoma in KEYNOTE-240: A randomized, double-blind, phase III trial. J Clin Oncol, 2020, 38 (3): 193-202.

［12］ KUDO M, LIM HY, CHENG AL, et al. Phase III study of pembrolizumab (pembro) versus best supportive care (BSC) for second-line therapy in advanced hepatocellular carcinoma (aHCC): KEYNOTE-240 Asian sub-

中晚期肝细胞癌

group. J Clin Oncol, 2020, 38 (4s): abstract 526.

[13] QIN S, CHEN Z, FANG W, et al. Pembrolizumab plus best supportive care versus placebo plus best supportive care as second-line therapy in patients in Asia with advanced hepatocellular carcinoma (HCC): Phase 3 KEYNOTE-394 study. 2022 ASCO GI: abstract 383.

[14] QIN S, REN Z, MENG Z, et al. Camrelizumab in patients with previously treated advanced hepa-tocellular carcinoma: a multicentre, open-label, parallel-group, randomised, phase 2 trial. Lancet Oncol, 2020, 21 (4): 571-580.

[15] REN Z, QIN S, MENG Z, et al. A phase 2 study of camrelizumab for advanced hepatocellular carcinoma: Two-year outcomes and continued treatment beyond first RECIST-defined progression. Liver Cancer, 2021, 10 (5): 500-509.

[16] DUCREUX M, ABOU-ALFA GK, REN Z, et al. Results from a global phase 2 study of tislelizumab, an investigational PD-1 antibody, in patients with previously treated advanced hepatocellular carcinoma. Ann Oncol, 2021, 32 (3s): s217.

[17] YAU T, KANG YK, KIM TY, et al. Efficacy and safety of nivolumab plus ipilimumab in patients with advanced hepatocellular carcinoma previously treated with sorafenib: The CheckMate 040 Randomized Clinical Trial. JAMA Oncol, 2020, 6 (11): e204564.

[18] HE AR, YAU T, HSU C, et al. Nivolumab (NIVO) + ipilimumab (IPI) combination therapy in patients (pts) with advanced hepatocellular carcinoma (aHCC): Subgroup analyses from CheckMate 040. J Clin Oncol, 2020, 38 (4s): abstract 512.

[19] U. S. Food and Drug Administration Approves Opdivo® (nivolumab) + Yervoy® (ipilimumab) for patients with hepatocellular carcinoma (HCC) previously treated with sorafenib. Retrieved [2020-03-11].

[20] ANTHONY BEK, THOMAS Y, YOONKOO K, et al. Nivolumab (NIVO) plus ipilimumab (IPI) combination therapy in patients (Pts) with advanced hepatocellular carcinoma (aHCC): Long-term results from CheckMate 040, 2021, ASCO GI: abstract 269.

九、晚期胆道恶性肿瘤

治疗线数	分层	Ⅰ级推荐	Ⅱ级推荐	Ⅲ级推荐
晚期一线治疗	可耐受强烈化疗的患者	吉西他滨 + 顺铂 + 度伐利尤单抗（1A 类）[a]	帕博利珠单抗（仅 MSI-H/dMMR 患者）（2B 类）[b] 卡瑞利珠单抗 +GEMOX 或 FOLFOX4（2B 类）[c]	GEMOX+ 仑伐替尼 + 特瑞普利单抗（2B 类）[d]
晚期二线治疗	PS ≤ 1 分		帕博利珠单抗（仅 MSI-H/dMMR 患者）（2A 类）[b]	纳武利尤单抗（2B 类）[e] 仑伐替尼 + 帕博利珠单抗（2B 类）[f] 安罗替尼 + 信迪利单抗（2B 类）[g]
	PS>2 分		帕博利珠单抗（仅 MSI-H/dMMR 患者）（2A 类）[b]	

【注释】

a TOPAZ-1 是一项随机、双盲、安慰剂对照、全球多中心Ⅲ期临床研究[1]，共入组晚期 BTC 患者 685 例，其中试验组（n=341）采用度伐利尤单抗联合 GP 方案（度伐利尤单抗 1 500mg，每 3 周一次，同期联合 GP 最多 8 周期；随后采用度伐利尤单抗 1 500mg，每 4 周一次直至 PD），对照组（n=344）为安慰剂 + GP 方案。结果显示，中位 OS 分别为 12.9 个月 vs. 11.3 个月（HR=0.80，95% CI 0.66~0.97；P=0.021），24 个月的 OS 率分别为 24.9%（95% CI 17.9%~32.5%）和 10.4%（95% CI 4.7%~18.8%）；中位 PFS 分别为 7.2 个月 vs. 5.7 个月（HR=0.75，95% CI 0.63~0.89；P=0.001），有效率分别为 26.7% vs. 18.7%；在 GP 基础上联合度伐利尤单抗没有增加额外的毒性。这是胆道肿瘤系统治疗近 10 年来首个取得阳性结果的全球Ⅲ期临床研究，得到全球各大指南作为 IA 类证据推荐。

b 2017 年《科学》杂志公布了一项"篮子"试验，即针对 MSI-H/dMMR 实体肿瘤应用帕博利珠单抗的Ⅱ期研究[2]。在包含 12 种实体瘤的 86 例患者中，有 4 例 BTC 患者接受了治疗（帕博利珠单抗 10mg/kg，每 2 周一次），结果显示 ORR 为 25%，DCR 为 100%（1 例 CR，3 例 SD）。

c 在一项单臂Ⅱ期开放性临床研究中[3]，总共 54 例Ⅳ期 BTC 患者接受了卡瑞利珠单抗（3mg/kg）联合 GEMOX 方案化疗，其中 37 例可评估疗效。中位随访时间 11.8 个月。6 个月的 PFS 率为 50%（95% CI 33%~65%），ORR 为 54%（20/37），mPFS 为 6.1 个月，mOS 为 11.8 个月。最常见 TRAEs 为乏力和发热（73%），最常见 G3 以上毒性为低钾血症（19%）和乏力（16%）。同期的另一项全国多中心Ⅱ期临床研究采用卡瑞利珠单抗联合奥沙利铂为主的方案治疗晚期 BTC[4]，总共入组了 92 例患者，其中 29 例患者接受卡瑞利珠单抗联合 FOLFOX4 方案，63 例患者接受卡瑞利珠单抗联合 GEMOX 方案。结果显示，ORR 为 16.3%，DCR 为 75.0%，mPFS 5.3 个月，mOS 12.4 个月，相关毒性可以耐受。

d 抗血管生成治疗和化疗均可与免疫治疗产生协同作用。近年来有多项研究以 ICIs 联合化疗或 ICIs+ 酪氨酸激酶抑制剂 + 化疗进行肝内胆管癌（intrahepatic cholangiocarcinoma，ICC）的治疗探索[5-6]。其中特瑞普利单抗联合仑伐替尼和 GEMOX 构成的"四药三联方案"治疗不可切除晚期 ICC 单臂、单中心、开放标签的 II 期临床试验结果显示，ORR 为 80%，mOS 为 22.5 个月。该研究的 III 期临床试验已获我国药监部门批准开展。

e 一项单臂多中心 II 期临床研究[7]探讨纳武利尤单抗用于既往至少一线以上的晚期 BTC 患者的疗效，共入组 54 例。纳武利尤单抗 240mg，每 2 周一次，共 16 周，随后 480mg，每 4 周一次，直至 PD 或毒性不耐受。研究者评估的 ORR 为 22%，DCR 为 59%，获益患者均为 dMMR；mPFS 为 3.68 个月（95% CI 2.30~5.69 个月），mOS 为 14.24 个月（95% CI 5.98 个月~未达到）；G3~4 级毒性最常见的是低钠血症（6%）和碱性磷酸酶升高（4%）。

f 一项单臂 II 期临床研究考察了仑伐替尼联合帕博利珠单抗在 2 线或以上晚期 BTC 中的疗效和安全性，共入组 32 例患者[8]。结果显示，ORR 为 25%，DCR 为 78.1%，CBR 为 40.5%；mPFS 为 4.9 个月（95% CI 4.7~5.2 个月），mOS 为 11.0 个月（95% CI 9.6~12.3 个月）；G3 级毒性发生率为 59.3%，1 例患者发生了 G4 级毒性（胃出血），最常见的毒性反应为乏力、高血压和转氨酶升高。

g 一项开放单臂 II 期临床研究考察了信迪利单抗联合安罗替尼在晚期 BTC 二线治疗中的疗效和

安全性，共入组患者 20 例[9]。结果显示，ORR 为 30%（95% *CI* 11.9%~54.3%），DCR 为 95%（95% *CI* 75.1%~99.9%）；mPFS 为 6.5 个月（95% *CI* 4.2~8.8），mOS 达到 12.3 个月（95% *CI* 10.1~14.5）；只有 4 例患者出现 G3 级毒性，未出现治疗相关死亡。

参考文献

［1］DOH DY, HE AR, QIN S, et al. Durvalumab plus gemcitabine and cisplatin in advanced biliary tract cancer. NEJM Evid, 2022, 1 (8): 2200015.

［2］LE DT, DURHAM JN, SMITH KN, et al. Mismatch repair deficiency predicts response of solid tumors to PD-1 blockade. Science, 2017, 357 (6349): 409-413.

［3］CHEN X, WU X, WU H, et al. Camrelizumab plus gemcitabine and oxaliplatin (GEMOX) in patients with advanced biliary tract cancer: A single-arm, open-label, phase Ⅱ trial. J Immunother Cancer, 2020, 8 (2): e001240.

［4］CHEN X, QIN S, GU S, et al. Camrelizumab plus oxaliplatin-based chemotherapy as first-line therapy for advanced biliary tract cancer: A multicenter, phase 2 trial. Int J Cancer, 2021, 149 (11): 1944-1954.

［5］JIAN Z, FAN J, SHI GM, et al. Gemox chemotherapy in combination with anti-PD1 antibody toripalimab and lenvatinib as first-line treatment for advanced intrahepatic cholan giocarcinoma: A phase 2 clinical trial. J Clin Oncol, 2021, 39 (15_suppl): 4094.

［6］中国抗癌协会肝癌专业委员会胆管癌协作组. 原发性肝癌诊疗指南之肝内胆管癌诊疗中国专家共识 (2022 版). 中华消化外科杂志, 2022, 21 (10): 1269-1301.

［7］KIM RD, CHUNG V, ALESE OB, et al. A phase 2 multi-institutional study of nivolumab for patients with advanced refractory biliary tract cancer. JAMA Oncol, 2020, 6 (6): 888-894.

[8] LIN J, YANG X, LONG J, et al. Pembrolizumab combined with lenvatinib as non-first-line therapy in patients with refractory biliary tract carcinoma. Hepatobiliary Surg Nutr, 2020, 9 (4): 414-424.

[9] JIN S, ZHAO R, ZHOU C, et al. Feasibility and tolerability of sintilimab plus anlotinib as the second-line therapy for patients with advanced biliary tract cancers: An open-label, single-arm, phase Ⅱ clinical trial. Int J Cancer, 2023, 152 (8): 1648-1658.

十、结直肠癌

非转移性结直肠癌

治疗人群分类	Ⅰ级推荐	Ⅱ级推荐	Ⅲ级推荐
可根治切除的 MSI-H/dMMR 患者			PD-1/PD-L1 单抗（如有器官保留或功能保护的需求者）（2B 类）[a]
不可根治切除的 MSI-H/dMMR 患者（指 T_{4b}、M_0 的患者，即使采用联合脏器切除也无法达到根治的目的）	帕博利珠单抗（2A 类）[b]	PD-1/PD-L1 单抗（2B 类）[b]	

【注释】

a 对于可根治切除的 MSI-H/dMMR 患者，目前已有数个 Ⅱ 期研究提示新辅助免疫治疗可带来 97%~100% 的主要病理学缓解（major pathological remission，MPR）和 65%~88% 的 pCR。因此，对于有器官保留或功能保护需求的患者，可在新辅助免疫治疗后再行 MDT 评估手术时机和方案。关于新辅助免疫治疗的具体药物选择，可参考 NICHE 研究（纳武利尤单抗＋伊匹木单抗）[1] 和 PICC 研究（特瑞普利单抗 ± 塞来昔布）[2]。

b 对于部分 T_{4b}、M_0 的 MSI-H/dMMR 患者，在即使采用联合脏器切除也无法达到根治目的时，借鉴 KEYNOTE-177[3] 等研究结果，在转化或姑息治疗中可考虑使用 PD-1/PD-L1 单抗，其中帕博利珠单抗可作为优选（Ⅰ级推荐）。对于接受根治性手术后的 MSI-H/dMMR Ⅲ期患者，免疫用于辅助治疗的相关研究正在进行中。例如，阿替利珠单抗联合 FOLFOX 方案对照 FOLFOX 方案的随机对照试验[4]，但结果尚未公布。因此本指南对辅助治疗中使用 PD-1/PD-L1 单抗暂不予推荐。

转移性结直肠癌

治疗线数	I级推荐	II级推荐	III级推荐
MSI-H/dMMR 晚期一线治疗	帕博利珠单抗（1A 类）[a]		纳武利尤单抗 + 伊匹木单抗（2B 类）[c]
MSI-H/dMMR 晚期二线治疗（一线未使用 ICIs，无论一线治疗方案）		PD-1/PD-L1 单抗（2A 类）[b] 纳武利尤单抗 + 伊匹木单抗（2A 类）[c]	
MSI-H/dMMR 晚期三线治疗（一、二线未使用 ICIs，无论一、二线治疗方案）		PD-1/PD-L1 单抗（2A 类）[b] 纳武利尤单抗 + 伊匹木单抗（2A 类）[c]	

【注释】

a 帕博利珠单抗用于晚期一线治疗 MSI-H/dMMR 结直肠癌患者的证据来自 KEYNOTE-177 研究[3]。这项 III 期随机对照研究共入组了 307 例患者，1 : 1 随机分为帕博利珠单抗单药组（n=153）和研究者选择的化疗 + 靶向治疗组（n=154），以 PFS 和 OS 作为双主要研究终点。中位随访 32.4

个月后，得到以下主要结果：①在 PFS 方面，帕博利珠组较化疗 + 靶向组明显延长（16.5 个月 vs. 8.2 个月，*HR*=0.60，*P*=0.000 2）；12 个月 PFS 率在两组中分别为 55.3% 和 37.3%，24 个月 PFS 率分别为 48.3% 和 18.6%。② ORR 在帕博利珠组为 43.8%，在化疗 + 靶向组为 33.1%。③尽管两组 AEs 类型截然不同，但都以 3 级为界分析，两组的 ≥3 级 AEs 发生率分别为 22% 和 66%，帕博利珠组的生活质量保存更佳。基于该研究，帕博利珠单抗于 2021 年 6 月在中国获批晚期结直肠癌适应证，故本指南将其作为 MSI-H/dMMR 转移性肠癌患者的一线治疗的 I 级推荐。需要特别说明的是，该药在中国的适应证为单药治疗 *KRAS*、*NRAS* 和 *BRAF* 基因均为野生型，不可切除或转移性 MSI-H 或 dMMR 结直肠癌患者的一线治疗，尽管国外指南对于患者基因状态未加以限制，CSCO 指南专家委员会基于 KEYNOTE-177 研究的 OS 亚组分析认为，对于 *KRAS* 突变的 MSI-H/dMMR 患者一线使用帕博利珠单抗单药治疗的疗效可能比 *KRAS* 野生型患者差。

b 由于多种 PD-1/PD-L1 单抗在复治的 MSI-H/dMMR 患者上都有一些研究数据，因此在二线及二线治疗以上的 MSI-H/dMMR 转移性肠癌患者中，本指南的推荐不限于某一种特指的 PD-1/PD-L1 单抗。国产已获批上市的 PD-1/PD-L1 单抗目前均无用于晚期肠癌患者的 III 期随机对照临床研究数据，而基于泛瘤种 II 期临床研究结果，部分国产 PD-1/PD-L1 单抗已获批 MSI-H/dMMR 实体肿瘤的后线适应证，如恩沃利单抗[5]获批适用于不可切除或转移性 MSI-H 或 dMMR 的成人晚期实体瘤患者的治疗，包括既往经过氟尿嘧啶类、奥沙利铂和伊立替康治疗后出现 PD 的晚期结直肠癌患者；斯鲁利单抗[6]获批用于治疗经标准治疗失败的、不可切除或转移性 MSI-H 实体瘤；替雷利珠单抗[7]获批适用于经治局部晚期不可切除或转移性 MSI-H 或 dMMR 实体瘤成人患者。

c 基于 CheckMate 142 研究结果，本指南推荐纳武利尤单抗单药或联合伊匹木单抗可用于 MSI-H/

dMMR 晚期结直肠癌的二线及三线治疗。该研究是纳武利尤单抗单药或联合伊匹木单抗治疗复发或转移性 MSI-H 结直肠癌的 Ⅱ 期探索性临床研究，共有 6 个队列，其中一个队列采用纳武利尤单抗单药治疗复治患者，一个采用纳武利尤单抗联合伊匹木单抗治疗复治患者。2022 年 ASCO 年会公布 5 年随访结果[8]：纳武利尤单抗单药队列共入组 74 例患者，纳武利尤单抗联合伊匹木单抗的队列共入组 119 例患者，ORR 分别为 39% 和 65%；单药组中位 PFS 为 13.8 个月，中位 OS 为 44.2 个月；联合组 48 个月的 PFS 率为 54%，OS 率为 71%；中位 PFS 和 OS 均未达到。该研究的另外一个队列，即纳武利尤单抗联合伊匹木单抗的晚期一线治疗队列，共入组 45 例患者，ORR 高达 71%，CR 率为 20%，中位 PFS 和中位 OS 均未达到，48 个月 PFS 率和 OS 率分别为 51% 和 72%；无论 *BRAF* 或 *KRAS* 突变状态，都观察到临床获益。该队列的数据显示出纳武利尤单抗联合伊匹木单抗的高反应率，为 MSI-H/dMMR 晚期结直肠患者的一线治疗提供了一个有前景的新治疗选择。对于复治的 pMMR/MSS 或 MSI-L 的晚期结直肠癌患者，免疫治疗虽然目前有较多单臂的尝试性研究，或联合传统化疗，或联合抗血管靶向药物，均获得了一定程度的疗效，但因研究样本量小，且各研究的结果不一致，因此本指南对此类患者使用 PD-1/PD-L1 单抗暂不予推荐。

参考文献

[1] CHALABI M, FANCHI LF, DIJKSTRA KK, et al. Neoadjuvant immunotherapy leads to pathological responses in MMR-proficient and MMR-deficient early-stage colon cancers. Nat Med, 2020, 26 (4): 566-576.

[2] HU H, KANG L, ZHANG J, et al. Neoadjuvant PD-1 blockade with toripalimab, with or without celecoxib, in

mismatch repair-deficient or microsatellite instability-high, locally advanced, colorectal cancer (PICC): A single-centre, parallel-group, non-comparative, randomised, phase 2 trial. Lancet Gastroenterol Hepatol, 2022, 7 (1): 38-48.

[3] ANDRÉ T, SHIU KK, KIM TW, et al. Pembrolizumab in microsatellite-instability-high advanced colorectal cancer. N Engl J Med, 2020, 383 (23): 2207-2218.

[4] SINICROPE FA, OU FS, SHI Q, et al. Randomized trial of FOLFOX alone or combined with atezolizumab as adjuvant therapy for patients with stage Ⅲ colon cancer and deficient DNA mismatch repair or microsatellite instability (ATOMIC, Alliance A021502). J Clin Oncol, 2017, 35 (15_suppl): TPS3630.

[5] LI J, DENG Y, ZHANG W, et al. Subcutaneous envafolimab monotherapy in patients with advanced defective mismatch repair/microsatellite instability high solid tumors. J Hematol Oncol, 2021, 14 (1): 95.

[6] QIN S, LI J, ZHONG H, et al. Serplulimab, a novel anti-PD-1 antibody, in patients with microsatellite instability-high solid tumours: An open-label, single-arm, multicentre, phase Ⅱ trial. Br J Cancer, 2022, 127 (12): 2241-2248.

[7] LI J, XU Y, ZANG A, et al. A phase 2 study of tislelizumab monotherapy in patients with previously treated, locally advanced unresectable ormetastatic microsatellite instability-high/mismatch repair deficient solid tumors. J Clin Oncol, 2021, 39 (15_suppl): 2569-2569.

[8] OVERMAN MJ, LENZ HJ, ANDRE T, et al. Nivolumab (NIVO) ± ipilimumab (IPI) in patients (pts) with microsatellite instability-high/mismatch repair-deficient (MSI-H/dMMR) metastatic colorectal cancer (mCRC): Five-year follow-up from CheckMate 142. J Clin Oncol, 2022, 40 (16_suppl): 3510.

结直肠癌

十一、肾癌

肾透明细胞癌 [a]

治疗线数	风险分组	I 级推荐	II 级推荐	III 级推荐
新辅助治疗				阿维鲁单抗 + 阿昔替尼（仅适用于高复发风险患者）（1A 类）[b]
辅助治疗		帕博利珠单抗（仅适用于高复发风险患者）（1A 类）[c]		
晚期一线治疗	低风险	仑伐替尼 + 帕博利珠单抗（1A 类）[d] 帕博利珠单抗 + 阿昔替尼（1A 类）[e]	阿替利珠单抗 + 贝伐珠单抗（1A 类）[g] 纳武利尤单抗 + 伊匹木单抗（2A 类）[i]	阿维鲁单抗 + 阿昔替尼（1A 类）[f] 纳武利尤单抗 + 卡博替尼（1B 类）[h]

肾透明细胞癌（续）

治疗线数	风险分组	I 级推荐	II 级推荐	III 级推荐
晚期一线治疗	中高风险	帕博利珠单抗 + 阿昔替尼（1A 类）[e] 纳武利尤单抗 + 伊匹木单抗（1A 类）[i] 仑伐替尼 + 帕博利珠单抗（1A 类）[d] 阿替利珠单抗 + 贝伐珠单抗（1A 类）[g]		阿维鲁单抗 + 阿昔替尼（1A 类）[f] 纳武利尤单抗 + 卡博替尼（1B 类）[h]

肾透明细胞癌（续）

治疗线数	风险分组	Ⅰ级推荐	Ⅱ级推荐	Ⅲ级推荐
晚期二线及以上治疗		纳武利尤单抗（1A类）[j, k]	帕博利珠单抗+阿昔替尼（2B类）[e] 纳武利尤单抗+伊匹木单抗（1A类）[l] 仑伐替尼+帕博利珠单抗（1A类）[d]	阿维鲁单抗+阿昔替尼（3类）[f] 纳武利尤单抗+卡博替尼（1B类）[h] 卡瑞利珠单抗+法米替尼（3类）[m]

注：IMDC标准旨在评估晚期肾癌患者的预后。评价指标包含以下6项因素：①病确诊至开始系统治疗的间隔时间不足1年；②KPS<80分；③血红蛋白低于正常值下限；④血钙高于正常值上限；⑤中性粒细胞绝对值计数高于正常值上限；⑥血小板计数高于正常值上限。预后风险分级：低风险（无任何不良预后因素）、中风险（1~2项不良预后因素）、高风险（3~6项不良预后因素）。

高复发风险：① T_2，4级，或伴肉瘤样分化，N_0，M_0；② T_{3-4}，N_0，M_0；③ N_+；④有远处转移，接受转移灶切除且术后为NED状态。

【注释】

a 肾透明细胞癌（clear cell renal cell carcinoma，ccRCC）约占肾细胞癌（renal cell carcinoma，RCC）的 80%，是最常见的肾癌病理类型[1]。肾癌发生的高危因素包括吸烟、肥胖和高血压等；2%~3% 的肾癌由遗传因素导致，如 von Hippel-Lindau 综合征[2]。

b 2022 年 ASCO-GU 报告阿维鲁单抗（avelumab）联合阿昔替尼新辅助治疗局部晚期高危 RCC 的 II 期、单臂、单中心、开放标签临床研究结果（NeoAvAx 研究）。共纳入 40 例患者，中位年龄为 63（47~74）岁，接受阿维鲁单抗（10mg/kg，每 2 周一次）联合阿昔替尼（2mg，每日 2 次）治疗。主要终点为 ORR。结果显示 40 例患者中 12 例达到 PR（30%），原发肿瘤中位缩小 20%（+3.8%~-43.5%）。中位随访 23.5 个月，32% 的患者复发。目前该研究次要终点 DFS 及 OS 尚未达到[3]。

c 多中心、随机、双盲、安慰剂对照 III 期 KEYNOTE-564 研究，对比帕博利珠单抗和安慰剂辅助治疗根治性肾癌术且具高复发风险患者的疗效。共纳入 994 例患者，496 例接受帕博利珠单抗治疗（200mg，每 3 周一次），498 例接受安慰剂（200mg，每 3 周一次）。辅助治疗持续 1 年（最多 17 个周期）。经 30 个月随访，帕博利珠单抗组和安慰剂组 24 个月的 DFS 率分别为 77.3% 和 68.1%（HR=0.68; 95% CI 0.53~0.87; P =0.002），两组间差异有统计学意义。亚组分析提示中高危、高危以及转移灶术后无瘤的患者均能从辅助免疫治疗获益。帕博利珠单抗组、安慰剂组 3 级以上 AEs 发生率分别为 18.9%、1.2%，均未发生治疗相关死亡[4]。

d III 期 CLEAR 研究评估了三种治疗方式在晚期 ccRCC 中的应用：①帕博利珠单抗（200mg，每 3

肾癌

周一次）联合仑伐替尼（20mg，每日一次）；②仑伐替尼（18mg，每日一次）联合依维莫司（5mg，每日一次）；③舒尼替尼单药（50mg，每日一次）。帕博利珠单抗组（355 例）对比舒尼替尼单药组（对照组，357 例），前者中位 PFS（23.9 个月）显著优于后者（9.2 个月；*HR*=0.39；95% *CI* 0.32~0.49；*P*<0.001），也同样优于仑伐替尼联合依维莫司组（14.7 个月）。OS 比较显示，帕博利珠单抗组优于舒尼替尼组（*HR*=0.56；95% *CI* 0.49~0.88；*P*=0.005）。在各风险人群中，帕博利珠单抗组的 ORR 均优于舒尼替尼组。在中 - 高风险人群中，两组 ORR 分别为 72.4%、28.8%；在低风险人群中，ORR 分别为 68.2%、50.8%[5]。

e 在Ⅲ期 KEYNOTE-426 研究中，861 例既往未接受过治疗的进展期 ccRCC 患者根据风险等级分层后按 1∶1 分组，分别接受阿昔替尼（5mg，每日 2 次）联合帕博利珠单抗（200mg，每 3 周一次）或舒尼替尼（50mg，每日一次，d1~28 每 6 周一次）治疗。结果显示联合治疗组 12 个月 OS 率显著优于舒尼替尼组（89.9% vs. 78.3%，*HR*=0.53，95% *CI* 0.38~0.74，*P*<0.000 1），联合治疗组中位 PFS 同样显著占优（15.4 个月 vs. 11.1 个月，*P*<0.000 1）。截至 2020 年 12 月公布的数据，帕博利珠单抗联合阿西替尼组中位 OS 显著优于舒尼替尼单药组（未达到 vs. 33.3 个月，*HR*=0.68，95% *CI* 0.55~0.85；*P*=0.000 3）。对不同风险人群进行分层后发现：中、高风险 ccRCC 联合治疗的进展风险显著低于舒尼替尼，但低风险人群两组进展风险差异不显著。在安全性方面，联合治疗组与舒尼替尼组 AEs 发生率分别为，总 AEs：96% vs. 97%；3 级以上 AEs：67% vs. 62%。对中高风险、低风险 ccRCC 患者，本指南将帕博利珠单抗联合阿昔替尼分别作为一线治疗的Ⅰ级推荐、Ⅱ级推荐[6]。

f Ⅲ期 JAVELIN Renal 101 研究对比了阿维鲁单抗联合阿昔替尼与舒尼替尼用于晚期肾癌一线治疗

的疗效。886 例进展期肾癌患者 1：1 随机接受阿维鲁单抗（10mg/kg，每 2 周一次）+ 阿昔替尼（5mg，每日 2 次；$n=442$）或舒尼替尼（50mg，每日一次，每 6 周一次；$n=444$）治疗。主要研究终点是 PD-L1 阳性患者的 PFS 和 OS，关键次要研究终点是总人群的 PFS。560 例（63.2%）患者为 PD-L1 阳性，两组的中位 PFS 分别是 13.9 个月 vs. 8.5 个月（$HR=0.67$，$P<0.001$），总人群 PFS 分别是 13.8 个月 vs. 8.4 个月（$HR=0.69$，$P<0.001$）。PD-L1 阳性患者中，ORR 为 55.2% vs. 25.5%。低、中、高危人群中位 PFS 分别为 20.7 个月 vs. 13.8 个月（$HR=0.71$；95% CI 0.490~1.02），12.9 个月 vs. 8.4 个月（$HR=0.71$；95% CI 0.578~0.866）和 8.7 个月 vs. 4.2 个月（$HR=0.45$；95% CI 0.304~0.678）。低危、中危和高危人群中位 OS 分别是未达到 vs. 未达到（$HR=0.66$；95% CI 0.356~1.22）、42.8 个月 vs. 37.8 个月（$HR=0.84$；95% CI 0.649~1.08）和 21.3 个月 vs. 11.0 个月（$HR=0.60$；95% CI 0.399~0.912）。两组 AEs 发生率是 99.5% vs. 99.3%，3 级以上 AEs 发生率分别是 71.2% vs. 71.5%[7]。但因阿维鲁单抗在国内尚未上市，本指南暂将其列为Ⅲ级推荐。

g 在Ⅲ期 IMmotion 151 研究中，既往未经治疗的 915 例肾癌患者分别接受阿替利珠单抗（1 200mg）联合贝伐珠单抗（15mg/kg，每 3 周一次）或舒尼替尼（50mg，每日一次，d1~28，每 6 周一次）治疗。362 例（40%）患者 PD-L1 表达阳性（SP142，≥1% 为阳性）。结果显示，PD-L1 阳性患者，联合治疗组 PFS 显著优于舒尼替尼组（中位 PFS：11.2 个月 vs. 7.7 个月；$HR=0.74$，95% CI 0.57~0.96，$P<0.05$）；在整体人群中，联合治疗组 PFS 同样占优（中位 PFS：11.2 个月 vs. 8.4 个月；$HR=0.83$，95% CI 0.70~0.97，$P<0.05$），各风险等级（注：此研究采用 MSKCC 风险分级模型）的患者 PFS 均可获益。两组 OS 在 PD-L1 阳性人群和整体人群中均未见显著差异。在 PD-L1 阳性患者，联合治疗组、舒尼替尼组分别有 16 例（9%）、8 例（4%）达到 CR，60 例（34%）、

肾癌

56 例（30%）达到 PR；在整体人群中上述数据依次为 24 例（5%）、10 例（2%），142 例（31%）和 143 例（31%）。在 AEs 方面，91% 联合治疗患者和 96% 舒尼替尼组患者出现 AEs。联合治疗组中 3 级以上 AEs 发生率为 40%，5% 的患者因 AEs 停止治疗；舒尼替尼组该数据分别为 54% 和 8%[8]。

h Ⅲ期 CheckMate 9ER 研究[9]纳入未经治疗的晚期或转移性 ccRCC 患者，分别接受纳武利尤单抗（240mg，每 2 周一次）联合卡博替尼（40mg，每日一次）治疗或舒尼替尼（50mg，每日一次，d1~28，每 6 周一次）治疗。截至 2020 年 3 月 30 日，研究共纳入 651 例患者，其中纳武利尤单抗联合卡博替尼组 323 例，舒尼替尼组 328 例。研究主要终点为 PFS。纳武利尤单抗联合卡博替尼组中位 PFS 为 16.6 个月，舒尼替尼组为 8.3 个月（$HR=0.51$；95% CI 0.41~0.64；$P<0.000\ 1$）。亚组分析中，各风险组人群均可从纳武利尤单抗联合卡博替尼组中获益。纳武利尤单抗联合卡博替尼组的 ORR 为 55.7%，舒尼替尼组为 27.1%（$P<0.000\ 1$）。截至 2020 年 3 月 30 日，两组 OS 均未达到。纳武利尤单抗联合卡博替尼组 AEs 发生率为 100%，其中 3 级以上 AEs 发生率 75%，常见为腹泻、手足皮肤反应、甲状腺功能减退和高血压等。舒尼替尼组 AEs 和 3 级以上 AEs 发生率分别为 99%、71%。

i Ⅲ期 CheckMate 214 研究比较了纳武利尤单抗联合低剂量伊匹木单抗和舒尼替尼一线治疗肾癌的效果。共纳入患者 1 096 例，1∶1 分组。结果显示，中、高风险肾癌，与口服舒尼替尼（422 例，50mg/d，d1~28，每 6 周一次）比较，联合治疗（425 例，纳武利尤单抗 3mg/kg + 伊匹木单抗 1mg/kg，每 3 周一次，4 个周期后纳武利尤单抗维持治疗，3mg/kg，每 2 周一次）的 ORR 及 CR 率均显著更优（ORR：42% vs. 27%，$P<0.001$；CR：9% vs. 1%，$P<0.001$），但联合治疗组

18 个月 OS 率和中位 PFS 未达到预设 P<0.009 的显著性阈值（18 个月 OS 率：75% vs. 60%；中位 PFS：11.6 个月 vs. 8.4 个月，P=0.03）。在 TRAEs 方面，93% 联合治疗患者及 97% 舒尼替尼患者出现 AEs，其中 3~4 级 AEs 的发生率分别为 46% 和 63%，两组各有 22% 和 12% 的患者因 AEs 中断治疗[8]。CheckMate 214 研究纳入 249 例低风险肾癌患者，125 例接受纳武利尤单抗联合伊匹木单抗治疗，124 例接受舒尼替尼治疗。结果显示，低风险患者，联合治疗 18 个月 OS 率、PFS 和 ORR 上均不及舒尼替尼（18 个月 OS 率：88% vs. 93%；ORR：29% vs. 52%，P<0.001；PFS：14.3 个月 vs. 25.1 个月，P<0.001），但联合治疗组 CR 率更高（11% vs. 6%）[10]。I 期 CheckMate 016 研究[11] 纳入 ccRCC 患者 100 例，部分既往接受过其他治疗，其中高风险 6 例、中风险 47 例和低风险 47 例。低风险患者 21 例（44.7%）接受纳武利尤单抗 3mg/kg+ 伊匹木单抗 1mg/kg（N3I1 方案）、21 例（44.7%）接受纳武利尤单抗 1mg/kg + 伊匹木单抗 3mg/kg（N1I3 方案），共 4 个周期，21 天重复，然后均接受纳武利尤单抗维持治疗（3mg/kg，每 2 周一次）至 PD 或毒性无法耐受。在总人群中，两种治疗方案 2 年 OS 率分别为 67.3% 和 69.6%，中位随访时间 22.3 个月，ORR 均为 40.4%。安全性方面，N3I1 方案 AEs 发生率为 91.5%，N1I3 方案为 95.7%；3~4 级 AEs 发生率分别为 38.3% 和 61.7%。两种方案疗效无显著差异，由于 N3I1 方案安全性更高，本指南推荐使用 N3I1 方案。

j 在 III 期 CheckMate 025 研究中，821 例既往接受过一线或多线治疗的进展期 ccRCC 患者，1∶1 分组，分别接受纳武利尤单抗（3mg/kg，每 2 周一次）或依维莫司（10mg/d）治疗。纳武利尤单抗组的 ORR 显著优于依维莫司组（25% vs. 5%，P<0.001），OS 同样占优（中位 OS：25.0 个月 vs. 19.6 个月）。纳武利尤单抗组 AEs 发生率为 79%，依维莫司组 88%；两组的 3~4 级 AEs 发

生率分别为 19% 和 37%，分别导致 8% 和 13% 的患者中止治疗，其中依维莫司组有 2 例 AEs 致死病例，纳武利尤单抗组无死亡病例报道[9]。基于上述数据，FDA 已批准纳武利尤单抗作为进展期 ccRCC 的二线用药[12]。

k 一项独立研究对 CheckMate 025 研究所纳入患者按不同基线资料进行分组，包括转移情况、风险等级、治疗线数、纳武利尤单抗治疗前所接受的治疗等，研究结果表明在所有分组中纳武利尤单抗均显示出一致性的 OS 和 ORR 获益[13]。该研究中免疫治疗后 PD 的患者，首次进展后继续纳武利尤单抗治疗者 50% 出现肿瘤负荷降低，13% 的患者肿瘤负荷降低 ≥ 30%，AEs 发生率较进展前低[14]。

l CheckMate 016 研究包含既往接受过其他治疗的患者，此部分患者有 22 例使用纳武利尤单抗 3mg/kg+ 伊匹木单抗 1mg/kg（N3I1 方案）、26 例使用纳武利尤单抗 1mg/kg+ 伊匹木单抗 3mg/kg（N1I3 方案）。两组的 ORR 分别为 45.5% 和 38.5%。该研究证实了纳武利尤单抗联合伊匹木单抗治疗进展期 ccRCC 持续有效性和安全性。尽管缺少二线及以上治疗中安全性数据对比，但结合注释 g 中的整体数据，本指南推荐二线及以上治疗使用 N3I1 方案。

m 一项 II 期临床研究评估了卡瑞利珠单抗联合法米替尼治疗转移性 RCC 或不可切除尿路上皮癌的疗效和安全性。肾癌队列共纳入 38 例晚期患者，84.2% 的患者既往曾接受系统治疗，中位随访 18.8 个月，ORR 达 60.5%，一线治疗及后线治疗的 ORR 分别为 84.6% 和 48%；DCR 为 89.5%，一线和后线治疗的 DCR 分别为 100% 和 84.0%；一线中位 PFS 未达到，后线治疗的 PFS 为 13.4 个月[15]。

肾非透明细胞癌 [a]

治疗线数	I 级推荐	II 级推荐	III 级推荐
晚期一线或二线治疗		纳武利尤单抗（2B 类）[b] 阿替利珠单抗 + 贝伐珠单抗（肉瘤样癌，PD-L1 ≥ 1%）（2B 类）[c] 纳武利尤单抗 + 卡博替尼 [d]	

【注释】

a 非透明细胞肾细胞癌（non-ccRCC）约占肾癌的 20%，不同 non-ccRCC 的组织、细胞及基因特征存在差异[16]。乳头状癌和嫌色细胞癌是 non-ccRCC 最常见的病理类型，约占 80%，此外还有梭形细胞癌、肉瘤样癌和肾集合管癌等[1, 17-18]。由于各病理类型发病率均较低，目前针对 non-ccRCC 药物治疗的临床数据有限，有效治疗策略少。non-ccRCC 的患者大多会被排除在 III 期临床研究之外，对 non-ccRCC 药物治疗的证据通常基于小规模回顾性分析，或大型临床研究的亚组分析。免疫治疗在 non-ccRCC 中的应用有待进一步前瞻性临床研究进行探索。

b 一项多中心回顾性研究分析纳武利尤单抗在转移性 non-ccRCC 中的治疗效果。研究纳入 35 例患者，至少接受过 1 次纳武利尤单抗治疗，其中 PR 7 例（20%）、SD 10 例（29%），中位 PFS 为 3.5 个月，中位随访时间 8.5 个月。AEs 发生率为 37%，主要为疲劳、发热和皮疹[19]。另一项回顾性研究纳入 43 例接受 PD-1/PD-L1 抑制剂治疗的转移性 non-ccRCC 患者，ORR 为 19%（8 例），其中 4 例仅接受 PD-1/PD-L1 抑制剂治疗[20]。考虑到 non-ccRCC 相关临床研究较少，本指南将纳武利尤单抗作为 non-ccRCC 系统性治疗的 Ⅱ 级推荐。

c IMmotion151 研究纳入了 86 例肾肉瘤样癌患者，在 PD-L1 ≥ 1% 的肾肉瘤样癌，阿替利珠单抗联合贝伐珠单抗治疗的 PFS 显著优于舒尼替尼组（*HR*=0.46，95% *CI* 0.28~0.78）[8]。

d 一项 Ⅱ 期单臂临床研究分析了纳武利尤单抗联合卡博替尼用于 non-ccRCC 患者（*n*=47）一线或二线治疗的有效性及安全性。队列 1 为乳头状、未分型、*TFE3* 基因易位肾细胞癌（*n*=40）；队列 2 为嫌色肾细胞癌（*n*=7）。均接受卡博替尼 40mg/d 联合纳武利尤单抗 240mg/2 周（或480mg/4 周）。中位随访时间为 13.1 个月，队列 1 的 ORR 为 48%，一线治疗患者 ORR 达 54%。队列 1 中位 PFS 为 38 个月（95% *CI* 16.3 个月~未达到）；队列 2 的 7 例患者均达到 PR 或 CR[21]。

参考文献

[1] HSIEH JJ, PURDUE MP, SIGNORETTI S, et al. Renal cell carcinoma. Nat Rev Dis Primers, 2017, 3: 17009.

[2] CHOW WH, DONG LM, DEVESA SS. Epidemiology and risk factors for kidney cancer. Nat Rev Urol, 2010, 7 (5): 245-257.

[3] BEX A, ABU-GHANEM Y, VAN THIENEN JV, et al. Efficacy, safety, and biomarker analysis of neoadjuvant avelumab/axitinib in patients (pts) with localized renal cell carcinoma (RCC) who are at high risk of relapse after nephrectomy (NeoAvAx). J Clin Oncol, 2022, 40 (6_suppl): 289.

［4］ CHOUEIRI TK, QUINN DI, ZHANG T, et al. KEYNOTE-564: A phase 3, randomized, double blind, trial of pembro-lizumab in the adjuvant treatment of renal cell carcinoma. J Clin Oncol, 2018, 36 (15_suppl): TPS4599-TPS4599.

［5］ ROBERT M, BORIS A, SUN YR, et al. Lenvatinib plus pembrolizumab or everolimus for advanced renal cell carci-noma. N Engl J Med, 2021, 384 (14): 1289-1300.

［6］ RINI BI, PLIMACK ER, STUS V, et al. Pembrolizumab plus axitinib versus sunitinib for advanced renal-cell carci-noma. N Engl J Med, 2019, 380 (12): 1116-1127.

［7］ MOTZER RJ, PENKOV K, HAANEN J, et al. Avelumab plus axitinib versus sunitinib for advanced renal-cell carci-noma. N Engl J Med, 2019, 380 (12): 1103-1115.

［8］ RINI BI, POWLES T, ATKINS MB, et al. Atezolizumab plus bevacizumab versus sunitinib in patients with previously untreated metastatic renal cell carcinoma (IMmotion151): A multicentre, openlabel, phase 3, randomised controlled trial. Lancet, 2019, 393 (10189): 2404-2415.

［9］ CHOUEIRI TK, POWLES T, BUROTTO M, et al. Nivolumab plus cabozantinib versus sunitinib for advanced renal-cell carcinoma. N Engl J Med, 2021, 384 (9): 829-841.

［10］ MOTZER RJ, TANNIR NM, MCDERMOTT DF, et al. Nivolumab plus ipilimumab versus sunitinib in advanced renal-cell carcinoma. N Engl J Med, 2018, 378 (14): 1277-1290.

［11］ HAMMERS HJ, PLIMACK ER, INFANTE JR, et al. Safety and efficacy of nivolumab in com-bination with ipilim-umab in metastatic renal cell carcinoma: The CheckMate 016 Study. J Clin Oncol, 2017, 35 (34): 3851-3858.

［12］ MOTZER RJ, ESCUDIER B, MCDERMOTT DF, et al. Nivolumab versus everolimus in advanced renal-cell carci-noma. N Engl J Med, 2015, 373 (19): 1803-1813.

［13］ CELLA D, ESCUDIER B, RINI B, et al. Patient-reported outcomes for axitinib *vs* sorafenib in meta-static renal cell carcinoma: Phase Ⅲ (AXIS) trial. Br J Cancer, 2013, 108 (8): 1571-1578.

［14］ ESCUDIER B, SHARMA P, MCDERMOTT DF, et al. CheckMate 025 randomized phase 3 study: Outcomes by

肾癌

key baseline factors and prior therapy for nivolumab versus everolimus in advanced renal cell carcinoma. Eur Urol, 2017, 72 (6): 962-971.

[15] QU YY, ZHANG HL, GUO H, et al. Camrelizumab plus famitinib in patients with advanced or metastatic renal cell carcinoma: Data from an open-label, multicenter phase Ⅱ basket study. Clin Cancer Res, 2021, 27 (21): 5838-5846.

[16] ESCUDIER B, MOTZER RJ, SHARMA P, et al. Treatment beyond progression in patients with advanced renal cell carcinoma treated with nivolumab in CheckMate 025. Eur Urol, 2017, 72 (3): 368-376.

[17] CANCER GENOME ATLAS RESEARCH NETWORK, LINEHAN WM, SPELLMAN PT, et al. Comprehensive molecular characterization of papillary renal-cell carcinoma. N Engl J Med, 2016, 374 (2): 135-145.

[18] DAVIS CF, RICKETTS CJ, WANG M, et al. The somatic genomic landscape of chromophobe renal cell carcinoma. Cancer Cell, 2014, 26 (3): 319-330.

[19] ARGANI P, REUTER VE, ZHANG L, et al. TFEB-amplified renal cell carcinomas: An aggressive molecular subset demonstrating variable melanocytic marker expression and morphologic heteroge-neity. Am J Surg Pathol, 2016, 40 (11): 1484-1495.

[20] KOSHKIN VS, BARATA PC, ZHANG T, et al. Clinical activity of nivolumab in patients with non-clear cell renal cell carcinoma. J Immunother Cancer, 2018, 6 (1): 9.

[21] PHILIPPE B, NATHALIE R, CONSTANCE T, et al. Non-clear cell renal carcinomas: Review of new molecular insights and recent clinical data. Cancer Treat Rev, 2021, 97: 102191.

肾癌

十二、尿路上皮癌

治疗线数	Ⅰ级推荐	Ⅱ级推荐	Ⅲ级推荐
晚期一线治疗	帕博利珠单抗（1A 类）[a, b]		
晚期二线及以上治疗	替雷利珠单抗（1A 类）[c#] 帕博利珠单抗（1A 类）[d] 特瑞普利单抗（1A 类）[e#]		纳武利尤单抗（3 类）[f, g, h] 阿维鲁单抗（3 类）[i] 卡瑞利珠单抗（3 类）[j]
维持治疗		阿维鲁单抗（1A 类）[k]	
辅助治疗	纳武利尤单抗（1A 类）[l]		
新辅助治疗			纳武利尤单抗 + 伊匹木单抗（3 类）[m]

\#. 已纳入国家医保目录。

【注释】

a 基于Ⅱ期 KEYNOTE-052 研究，FDA 批准帕博利珠单抗作为不适合接受顺铂治疗的局部晚期，以及不可切除的或转移性尿路上皮癌患者的一线治疗[1]。这项研究中共招募 374 例患者，370 例患者接受了至少一剂帕博利珠单抗。2020 年 8 月 ASCO 公布的长期随访显示，数据截止时间（2018 年 9 月 26 日），所有患者 ORR 为 28.6%，中位 DoR 为 30.1 个月（95% CI 18.1 个月 ~ 未达到）。DoR 超 12 个月和 24 个月的患者分别为 67% 和 52%[2]。5 年随访结果，数据截止时间（2020 年 9 月 26 日）的中位时间为 56.3 个月（51.2~65.3 个月），要终点是 ORR。最终确认的 ORR 为 28.9%（95% CI 24.3%~33.8%），平均 DoR 为 33.4 个月（范围：1.4+~60.7+ 个月）；36 个月的 DoR 率为 44.8%[3]。Ⅲ期 KEYNOTE-361 研究用于评估一线应用帕博利珠单抗单药或联合铂类化疗用于一线治疗晚期或无法手术切除的尿路上皮癌患者的疗效和安全性，2016 年 10 月 19 日至 2018 年 6 月 29 日，研究共纳入 1010 例患者，按 1:1:1 随机分为 3 组，分别接受帕博利珠单抗联合化疗（n=351）、帕博利珠单抗单药（n=307），以及单纯化疗（n=352），中位随访时间为 31.7 个月（27.7~36.0 个月），联合化疗组中位 PFS 为 8.3 个月（95% CI 7.5~8.5 个月）、化疗组为 7.1 个月（95% CI 6.4~7.9 个月）（HR=0.78，95% CI 0.65~0.93，P=0.033）；中位 OS 分别为 17 个月（95% CI 14.5~19.5 个月）、14.3 个月（95% CI 12.3~16.7 个月）（HR=0.86，95% CI 0.72~1.02，P=0.007），联合化疗组对比化疗组无论 PFS 还是 OS 均无显著提高未到达主要终点。尽管该Ⅲ期临床研究未能达到预期，美国 FDA 还是于 2021 年 8 月正式批准了帕博利珠单抗用于治疗含铂化疗不耐受的局部晚期或转移性尿路上皮癌患者[4]。国家卫生健康委员会最新修订的《新型抗肿瘤药物临床应用指导原则（2022年版）》指出，帕博利珠单抗用于不耐受铂类化疗的晚期尿路上皮癌的一线治疗适应证是基于Ⅱ期单臂临床研究 KEYNOTE-052 的研究结果，该联合方案已获得美国 FDA 批准，但目前尚未得到 NMPA 批准，可在与患者充分沟通的情况下考虑使用。故本指南将其作为Ⅰ级推荐。

b 基于Ⅱ期 IMvigor210 研究队列 1 数据，2017 年 4 月美国 FDA 加速批准阿替利珠单抗用于不适合接受顺铂治疗的局部晚期或转移性尿路上皮癌一线治疗。这项单臂、多中心研究结果显示，123 例患者中 119 例接受了一剂或多剂剂量的阿替利珠单抗，ORR 为 23%（95% *CI* 16%~31%），CR 为 9%（*n*=11），19/27 持续缓解。中位 PFS 为 2.7 个月，中位 OS 为 15.9 个月（2018 ASCO 会议更新为 16.3 个月）[5]。IMvigor130 研究是一项Ⅲ期多中心 RCT，对比阿替利珠单抗及联合铂类化疗一线治疗局部晚期，以及转移性尿路上皮癌患者的疗效。依据 2019 年 ESMO 会议公布的初步结果，研究实际入组了 1 213 例患者，联合化疗组、化疗组和单药阿替利珠单抗组分别为 451 例，400 例，以及 362 例。主要研究终点为 PFS 和 OS。2021 ASCO GU 更新的亚组分析结果显示，在 ITT 人群中，单药阿替利珠单抗组与化疗组的 OS 没有差异（*HR*=1.02；95% *CI* 0.83~1.24）。两组中 PD-L1 ≥ 5%（IC2/3）的患者比较也无明显生存获益（*HR*=0.68，95% *CI* 0.43~1.08）。但在顺铂不能耐受的 IC2/3 患者中，单药阿替利珠单抗组显示出更优的生存获益 OS（18.6 个月 vs. 10 个月，*HR*=0.53；95% *CI* 0.30~0.94）和 ORR［38%（95% *CI* 25%~53%）vs. 33%（95% *CI* 19%~49%）］。因此，2022 年 11 月，厂商主动撤回美国 FDA 批准的阿替利珠单抗用于不适合接受顺铂治疗的局部晚期或转移性尿路上皮癌一线治疗适应证。

c 基于Ⅱ期 BGB-A317-204 研究，NMPA 批准替雷利珠单抗用于既往接受过治疗的局部晚期或转移性尿路上皮癌患者，故本指南将其作为Ⅰ级推荐。这是一项单臂，多中心的Ⅱ期临床研究，用于评估替雷利珠单抗治疗既往接受过≥1线标准化疗的局部晚期或转移性尿路上皮癌患者，主要终点为ORR，次要终点是缓DoR、PFS和OS等。研究共纳入113例患者，中位治疗时间为15周，中位随访时间为8个月。2019 ESMO发布的研究数据，在可评估的101例患者中，ORR达到24.8%，9.9%的患者CR，14.9%的患者PR，SD占13.9%，DCR为38.6%。亚组分析显示，不同基线情况患者均存在临床缓解[6]。此外，BGB-A317-310是一项随机、双盲、安慰剂对照的Ⅲ期研究，旨在评估替雷利珠单抗联合标准化疗对比安慰剂联合标准化疗一线治疗局部晚期或转移性尿路上皮癌患者的疗效和安全性，正在入组中，目前尚无研究数据披露。

d 基于Ⅲ期KEYNOTE-045研究，美国FDA批准帕博利珠单抗用于铂化疗后病情进展或复发的局部晚期，以及不可切除的或转移性尿路上皮癌的二线治疗[7]。该研究随机分配了542例铂类化疗后复发或进展的晚期尿路上皮癌患者至帕博利珠单抗组（n=270）或化疗组（研究者决定紫杉醇、多西他赛或长春氟宁，n=272），数据截止时间为2020年10月，中位随访时间62.9个月（58.6~70.9个月），主要终点是PFS和OS。完成两年治疗患者，帕博利珠单抗组和化疗组总OS率分别为16.7%和10.1%；PFS率分别为9.5%和2.7%。帕博利珠单抗组DoR为29.7个月（1.6+~60.5个月），化疗组为4.4个月（1.4+~63.1个月）；36个月DoR率分别为44.4%和28.3%。国家卫生健康委员会最新修订的《新型抗肿瘤药物临床应用指导原则（2022年版）》指出，帕博利珠单抗用于晚期尿路上皮癌的二线治疗适应证是基于全球Ⅲ期临床研究KEYNOTE-045的研究结果，该治疗方案已获得美国FDA批准，但目前尚未得到NMPA批准，可在与患者充分沟通的情况下考虑使用。

e 基于 II 期 POLARIS-03 研究结果显示，NMPA 批准特瑞普利单抗用于含铂化疗失败包括新辅助或辅助化疗 12 个月内进展的局部晚期或转移性尿路上皮癌的治疗，故本指南将其作为 I 级推荐。这是一项多中心、单臂、开放标签 II 期研究临床研究，旨在评估特瑞普利单抗在先前治疗过的转移性尿路上皮癌患者中的安全性、有效性和相关生物标志物。在 ITT 患者（$n = 151$）中，TRAEs 发生率 85%，≥3 级及以上 TRAEs 20%。ORR 为 26%，DCR 为 45%。中位 DoR、PFS 和 OS 分别为 19.7 个月（95% *CI* 13.9 个月 ~ 未达到）、2.3 个月（95% *CI* 1.8~3.6 个月）和 14.4 个月（95% *CI* 9.3~23.1 个月）。PD-L1+ 和 TMB 高患者的 ORR 均优于 PD-L1- 的患者（42% vs. 17%，P=0.002）和 TMB 低的患者（48% vs. 22%，P=0.014）。TMB 高的患者比 TMB 低的有着更好的 PFS（12.9 个月 vs. 1.8 个月，$P<0.001$）和 OS（未达到 vs. 10.0 个月，P=0.018）[8]。

f 基于 II 期 IMvigor210 队列 2 研究，FDA 加速批准阿替利珠单抗用于铂类化疗后进展的局部晚期或转移性尿路上皮癌二线治疗。这项单臂、多中心研究结果显示，310 例接受了阿替利珠单抗治疗患者中，IC 2/3 人群 ORR 为 26%（95% *CI* 18%~36%），IC 1/2/3 人群为 18%（95% *CI* 13%~24%）和所有患者为 15%（95% *CI* 11%~19%）。中位随访时间为 11.7 个月（95% *CI* 11.4~12.2 个月），38/48（84%）持续反应。IC 2/3 人群 OS 为 11.4 个月（95% *CI* 9.0 个月 ~ 未达到），IC 1/2/3 人群为 8.8 个月（95% *CI* 7.1~10.6 个月）和所有患者为 7.9 个月[9]。IMvigor211 是一项 III 期多中心 RCT，用于评价阿替利珠单抗治疗铂类化疗后进展的局部晚期或转移性尿路上皮癌的疗效和安全性。931 例患者接受阿替利珠单抗（n=467）或二线化疗（长春氟宁、紫杉醇或 75mg/m² 多西紫杉醇，n=464）。在 IC 2/3 人群阿替利珠单抗组和化疗组 OS 无显著差异（11.1 个月 vs. 10.6 个月，P=0.41）。IC 2/3 人群 ORR 相似：阿替利珠单抗组 23%，化疗组为 22%。阿替利珠单抗组的 DoR 长于化疗组（15.9 个月 vs. 8.3 个月）。接受阿替利珠单抗治疗的患者与接受化疗的患者相比，3~4 级 TRAEs 发生率为 20%，化疗组 43%，且 AE 较少导致治疗中断事件（7% vs. 18%）[10]。由于 IMvigor211 研究中未能达到 OS 终点，2021 年 3 月，厂商宣布撤回美国 FDA 批准的阿替利珠单抗二线治疗转移性尿路上皮癌适应证。

g 基于 II 期 CheckMate 275 研究，美国 FDA 与 EMA 批准将纳武利尤单抗用于铂类化疗后进展的局部晚期不可切除或转移性尿路上皮癌患者的二线治疗，由于 NMPA 尚未批准该适应证，故本指南将其作为 III 级推荐[11]。这项单臂多中心临床研究显示，270 例患者接受了纳武利尤单抗，其中 265 例患者接受了疗效评估。2020 年 10 月公布的数据更新结果显示，在至少 33.7 个月的随访中，11 例患者（4.1%）仍在接受纳武利尤单抗治疗，停止治疗的主要原因是 PD（60.7%）和纳武利尤单抗无关的 AEs（14.1%）ORR 为 20.7%，CR 率为 6.7%，PD-L1<1%（$n=146$）和 PD-L1≥1%（$n=124$）的患者 ORR 分别为 16.4%（95% CI 10.8%~23.5%）和 25.8%（95% CI 18.4%~34.4%），PD-L1<5%（$n=187$）和 PD-L1≥5%（$n=83$）的患者 ORR 分别为 16.0%（95% CI 11.1%~22.1%）和 31.3%（95% CI 21.6%~42.4%）。中位 DoR 为 20.3 个月（$n=56$，95% CI 11.5~31.3 个月），中位 PFS 1.9 个月（95% CI 1.9~2.3 个月），PD-L1<1% 和 PD-L1≥1% 患者的中位 PFS 分别为 1.9 个月（95% CI 1.7~2.0 个月）和 3.5 个月（95% CI 1.9~3.7 个月）。中位 OS 8.6 个月（95% CI 6.1~11.3 个月），3 年 OS 率为 22.3%（95% CI 17.3%~27.6%），PD-L1<1% 和 PD-L1≥1% 患者的中位 OS 分别为 6.0 个月（95% CI 4.4~8.1 个月）和 11.9 个月（95% CI 9.1~19.1 个月）[12]。CheckMate 901 研究是一项随机、开放性、对照、多中心、全球 III 期研究，比较纳武利尤单抗、纳武利尤单抗联合伊匹木单抗对照标准化疗用于晚期尿路上皮癌患者的一线治疗，结果显示联

合治疗最终未能改善 PD-L1 表达 ≥ 1% 患者的 OS。

h 基于 I / II 期 Study 1108 研究，FDA 加速批准度伐利尤单抗用于经铂类化疗后进展的局部晚期或转移性尿路上皮癌二线治疗的适应证。研究中 191 例患者接受了治疗，中位随访时间为 5.78 个月，95.3% 接受过铂类化疗。ORR 为 17.8%（34/191；95% CI 12.7%~24.0%），7 例为 CR。患者在治疗早期即出现疾病缓解，TTR 为 1.41 个月（范围：1.2~7.2 个月），并且缓解能够持续，中位 DoR 未达到。PD-L1 高表达组和 PD-L1 低表达 / 阴性组中均观察到疾病缓解，ORR 分别为27.6%（95% CI 19.0%~37.5%）和 5.1%（95% CI 1.4%~12.5%）。中位 PFS 为 1.5 个月（95% CI 1.4~1.9 个月），中位 OS 为 18.2 个月（95% CI 8.1 个月 ~ 未达到），1 年 OS 率为 55.0%（95% CI 43.9%~64.7%）[13]。DANUBE 是一项随机、开放性、对照、多中心、全球 III 期研究，比较度伐利尤单抗、度伐利尤单抗 + 替西米单抗联合治疗对照标准化疗，用于不可切除的 IV 期尿路上皮癌患者的一线治疗。主要终点是比较单免疫组较化疗组在 PD-L1 高表达患者中的中位 OS，以及双免疫组较化疗组在 ITT 人群中的中位 OS。数据截至 2020 年 1 月 27 日，中位随访生存期为 41.2 个月（37.9~43.2 个月）。本研究未达到其共同主要终点。2021 年 2 月，厂商宣布撤回美国 FDA 批准的度伐利尤单抗用于经铂类化疗后进展的局部晚期或转移性尿路上皮癌二线治疗的适应证。另外，正在入组中的 NILE 研究是一项随机、开放性、对照、多中心、全球 III 期研究，比较度伐利尤单抗联合标准化疗和度伐利尤单抗联合替西米单抗及标准化疗对照单用标准化疗，用于不可切除的局部晚期或转移性尿路上皮癌患者的一线治疗。该研究尚在入组中，暂无数据披露。

i 基于 I 期 JAVELIN Solid Tumor 研究，FDA 批准阿维鲁单抗用于经铂类化疗后进展的局部晚期或转移性尿路上皮癌二线治疗的适应证，由于 NMPA 尚未批准该适应证，故本指南将其作为Ⅲ级推荐。249 例患者符合条件接受阿维鲁单抗治疗，中位数为 12 周（6.0~19.7 周），中位随访时间 9.9 个月（4.3~12.1 个月）。数据截至 2016 年 6 月 9 日时评估了疗效及安全性。随访至少 6 个月的 161 例患者中，ORR 为 17%（95% CI 11%~24%），CR、PR 率分别为 6% 和 11%[14]。

j NCT03827837 临床研究中尿路上皮癌队列，卡瑞利珠单抗联合法米替尼治疗晚期无法切除的尿路上皮癌的Ⅱ期临床研究，总共招募 36 例患者。从入组到数据截止的中位持续时间为 11.9 个月（6.1~28.5 个月），ORR 为 30.6%（95% CI 16.3%~48.1%），DoR 为 6.3 个月（95% CI 2.1 个月 ~ 未达到）。PFS 为 4.1 个月（95% CI: 2.2~8.2 个月），OS 为 12.9 个月（95% CI 8.8 个月 ~ 未达到），膀胱尿路上皮癌患者（n = 18）ORR 为 38.9%（95% CI 17.3%~64.3%），中位 PFS 为 8.3 个月（95% CI 4.1 个月 ~ 未达到）。该亚群的中位 DoR 和 OS 未达到，DoR 和 OS 分别为 4.2 个月和 11.3 个月[15]。MA-UC-Ⅱ-002 是一项卡瑞利珠单抗联合白蛋白紫杉醇治疗复发或进展的尿路上皮癌的多中心Ⅱ期临床研究，公布了中期分析结果，共入组 20 例患者，中位年龄为 65 岁，11 例患者（55%）为膀胱尿路上皮癌，患者的中位 PFS 为 5.81 个月；ORR 25%；其中 1 例患者 CR；DCR 为 75%。两例患者（10%）在 1 年内有持久反应。

k 基于 JAVELIN Bladder 100 研究，FDA 批准阿维鲁单抗用于一线维持治疗接受含铂化疗后未进展的局部晚期或转移性尿路上皮癌患者。该研究是一项随机、多中心Ⅲ期临床研究，旨在评估阿维鲁单抗联合 BSC 作为一线维持治疗在局部晚期或转移性尿路上皮癌患者中的疗效。研究纳入无法手术切除的局部晚期或转移性尿路上皮癌初治患者，予标准化疗 4~6 个周期后，700 例无 PD 的患者按照 1:1 随机给予阿维鲁单抗（10mg/kg，每 2 周一次）联合 BSC 或单纯 BSC。主要终点为 OS。次要终点包括 PFS、ORR、DoR、DCR 和安全性。数据截止日期 2019 年 10 月 21 日，阿维鲁单抗组 85 例患者（24.3%）和对照组 26 例患者（7.4%）仍在治疗，中位随访期均超 19 个月。主要终点：总人群中，$P<0.001$ 中位 OS 为 21.4 个月优于对照组的 14.3 个月（$HR=0.69$，95% CI 0.56~0.86；$P=0.001$）。PD-L1 阳性人群中，阿维鲁单抗组相比对照组也显著延长了中位 OS，分别为未达到和 17.1 个月（$HR=0.56$；95% CI 0.40~0.79，$P<0.001$）。2021 ASCO GU 更新了亚组分析结果，亚组由持续时间的四分位数（Qs）定义 [<Q1（<15.0 周）、Q1~Q2（15.0 至 <18.0 周）、Q2~Q3（18.0 至 <20.1 周）和 >Q3（>20.1 周）] 或估计的一线化疗周期数（4、5 或 6 个）。无论一线化疗的持续时间或周期如何，亚组之间的阿维鲁单抗的安全性相似。在一线化疗持续时间不同的亚组中，观察到阿维鲁单抗加最佳支持治疗与单独最佳支持治疗相比总体生存获益（尽管差异无统计学意义）。按周期数对亚组进行分层时，接受阿维鲁单抗加最佳支持治疗的患者在所有周期中都有生存获益，接受 6 个周期化疗患者生存率显著提高（$HR=0.66$，95% CI 0.47~0.92）。在亚组中，阿维鲁单抗最佳支持治疗与单独最佳支持治疗相比也观察到 PFS 获益 [16]。研究者报告了阿维鲁单抗一线维持治疗的患者报告结局，与单独最佳支持治疗相比，阿维鲁单抗维持治疗延长了患者的 OS，而不影响患者自身的生活质量 [17]。

1 基于 CheckMate 274 研究，美国 FDA 批准纳武利尤单抗用于根治性切除术后高复发风险的尿路上皮癌患者的辅助治疗。这是一项Ⅲ期、双盲的多中心随机研究，对比纳武利尤单抗与安慰剂辅助治疗在根治术后高危肌层浸润性尿路上皮癌患者中的疗效及安全性，接受根治性手术的肌层浸润性尿路上皮癌患者按 1∶1 的比例分配接受纳武利尤单抗或安慰剂治疗。每 2 周 1 次，治疗周期 1 年。允许患者在入组前进行基于顺铂的新辅助化疗。主要终点是所有患者（ITT 人群）和 PD-L1 ≥ 1% 的患者的 DFS，次要终点为尿道外无复发生存（NUTRFS），纳武利尤单抗治疗组共有 353 例患者，安慰剂组为 356 例患者。ITT 人群的中位 DFS 为 20.8 个月（95% *CI* 16.5~27.6 个月），安慰剂组为 10.8 个月（95% *CI* 8.3~13.9 个月）。纳武利尤单抗组和安慰剂组在 6 个月时存活且无复发的患者为 74.9% 和 60.3%（*HR*=0.70；98.22% *CI* 0.55~0.90，*P* < 0.001）。PD-L1 ≥ 1% 的患者中，比例分别为 74.5% 和 55.7%（*HR*=0.55；95% *CI* 0.35~0.85，*P* < 0.001）。ITT 人群中，尿道外无复发的中位生存期纳武利尤单抗组为 22.9 个月（95% *CI* 19.2~33.4 个月），安慰剂组为 13.7 个月（95% *CI* 8.4~20.3 个月）。纳武利尤单抗组和安慰剂组在 6 个月时存活且无尿道外复发的患者为 77.0% 和 62.7%（*HR*=0.72；95% *CI* 0.59~0.89）。PD-L1 ≥ 1% 的患者中，比例分别为 75.3% 和 56.7%（*HR*=0.55；95% *CI* 0.39 ~0.79）[18]。2022 ASCO 会议公布了 CheckMate 274 研究中，肌层浸润性膀胱癌亚组分析数据，结果表明中位 DFS 纳武利尤单抗组 25.8 个月 vs 安慰剂组 9.4 个月（*HR*=0.61，95% *CI* 0.49~0.77），疾病复发或死亡风险降低 39%。IMvigor010 是一项Ⅲ期、开放标签的多中心随机研究，对比阿替利珠单抗辅助治疗和随访观察在根治术后高危肌层浸润性尿路上皮癌患者中的疗效及安全性。患者在 RC 术 /RUC 术 + 淋巴结清扫后 14 周内入组。入组分期：新辅助化疗患者（yp$T_{2~4a}$ 或 ypN_+），未行新辅助化疗（p$T_{3~4a}$ 或 pN_+）。将患者按 1：1 的比例随机分配，给予阿替利珠单抗组（1 200mg，每 3 周一次）或观察组 16 个周期或 1 年，主要终点是 DFS，次要终点是 OS 和安全性。2020 ASCO 会议对最终 DFS，初次中期 OS 和安全性进行了报告。ITT 人群共 809 例患者，平均中位随访时间 21.9 个月。阿替利珠组和观察组分别有 48% 和 47% 的患者接受了新辅助化疗，其中 7% 和 6% 的原发疾病为上尿路尿路上皮癌；两组各有 48% 的患者存在淋巴结转移。两组患者 DFS（*HR*=0.89，95% *CI* 0.74~1.02；

$P=0.2446$）和 OS（$HR=0.85$，95% CI $0.66\sim1.09$；$P=0.1951$）均无统计学差异。对患者按照 PD-L1 状态进行分层后，IC 0/1 的患者（$HR=0.81$，95% CI $0.63\sim1.05$），IC2/3 的患者（$HR=1.01$，95% CI $0.75\sim1.35$）[19]。

m NABUCCO 是一项 ⅠB 期研究，评估纳武利尤单抗和伊匹木单抗在高风险可切除尿路上皮癌患者中进行短期术前新辅助治疗的安全性和有效性，研究共纳入 24 例Ⅲ尿路上皮癌患者术前接受两剂纳武利尤单抗和伊匹木单抗治疗，再行根治性手术切除。主要终点为治疗 12 周内根治性手术可行性。12 周内所有患者均达到终点，其中 23 例接受了手术。11 例患者（46%）为 pCR，达到了次要终点。14 例患者（58%）没有残留浸润性疾病（pCR 或 $pT_{is}N_0/pT_aN_0$）。与 PD-1/PD-L1 单药研究相比，对纳武利尤单抗和伊匹木单抗的 CR 与基线 $CD8^+$ T 细胞活性无关[20]。2020 ASCO-GU 公布了 BLASST-1 前期数据，肌肉浸润性膀胱癌患者应用纳武利尤单抗联合 GC 方案化疗进行新辅助治疗，结果显示病理学非肌层浸润率为 66%、pCR 为 49%，联合治疗并未增加毒性或死亡，且并未增加手术延及并发症，其长期随访仍在进行中。正在进行的 PURE-01 是一项Ⅱ期、开放标签的单臂临床研究，用于评估术前接受 3 个周期帕博利珠单抗新辅助治疗在高风险可切除尿路上皮癌患者中的安全性和有效性[21]。2022 年 SUO 年会，研究者报告了 PURE-01 研究的 3 年生存结局，155 例 ITT 人群中，143 例（92.3%）接受了根治性膀胱切除术，pT_0 率 57 例（39.9%），$pT\leqslant1$ 率 83 例（58%），ITT 人群的 3 年 EFS 率为 74.4%（95% CI $67.8\%\sim81.7\%$），3 年 OS 率为 83.8%（95% CI $77.8\%\sim90.2\%$）。UC-003 研究是卡瑞利珠单抗联合 GC 方案新辅助治疗局部晚期膀胱癌的探索性临床研究，2022 ESMO 会议披露初步研究结果，19 例入组患者中，pT_0 率 11 例（58%），$pT\leqslant1$ 率 12 例（63%）。BGB A317-2002 研究是一项在国内多中心开展的替雷利珠单抗联合顺铂和吉西他滨新辅助治疗 $cT_{2\sim4a}N_0M_0$ 耐受顺铂的膀胱尿路上皮癌患者的多中心临床研究，主要研究终点是 pCR 率（pT_0N_0），次要研究终点是病理降期率（$\leqslant pT_1N_0$）、EFS 率、OS 率和安全性。研究计划入组 65 例患者，现已入组完成，数据更新至 2022 年 10 月，共 48 例患者完成根治性膀胱切除术，pT_0N_0=54.2%，病理降期率 75%。

参考文献

［1］ BALAR AV, CASTELLANO D. First-line pembrolizumab in cisplatin-ineligible patients with locally advanced and unresectable or metastatic urothelial cancer (KEYNOTE-052): A multicentre, single-arm, phase 2 study. Lancet Oncol, 2017, 18 (11): 1483-1492.

［2］ VUKY J, BALAR AV, CASTELLANO D. Long-term outcomes in KEYNOTE-052: Phase Ⅱ study investigating first-line pembrolizumab in cisplatin-ineligible patients with locally advanced or metastatic urothelial cancer. J Clin Oncol, 2020, 38 (23): 2658-2666.

［3］ BALAR AV, CASTELLANO DE, GRIVAS P, et al. Efficacy and safety of pembrolizumab in metastatic urothelial carcinoma: results from KEYNOTE-045 and KEYNOTE-052 after up to 5 years of follow-up. Ann Oncol, 2023, 34 (3): 289-299.

［4］ POWLES T, CSŐSZI T, ÖZGÜROĞLU M, et al. Pembrolizumab alone or combined with chemotherapy versus chemotherapy as first-line therapy for advanced urothelial carcinoma (KEYNOTE-361): A randomised, open-label, phase 3 trial. Lancet Oncol, 2021, 22 (7): 931-945.

［5］ BALAR AV, GALSKY MD, ROSENBERG JE, et al. Atezolizumab as first-line treatment in cisplatinineligible patients with locally advanced and metastatic urothelial carcinoma: A single-arm, multicentre, phase 2 trial. Lancet, 2017, 389 (10064): 67-76.

[6] YE D, LIU J, ZHOU A, et al. Tislelizumab in Asian patients with previously treated locally advanced or metastatic urothelial carcinoma. Cancer Sci, 2021, 112 (1): 305-313.

[7] BELLMUNT J, DE WIT R, VAUGHN DJ, et al. Pembrolizumab as second-line therapy for advanced urothelial carcinoma. N Engl J Med, 2017, 376 (11): 1015-1026.

[8] SHENG X, CHEN H, HU B, et al. Safety, efficacy, and biomarker analysis of toripalimab in patients with previously treated advanced urothelial carcinoma: results from a multicenter phase II trial POLARIS-03. Clin Cancer Res, 2022, 28 (3): 489-497.

[9] ROSENBERG JE, HOFFMAN-CENSITS J, POWLES T, et al. Atezolizumab in patients with locally advanced and metastatic urothelial carcinoma who have progressed following treatment with platinum-based chemotherapy: A single-arm, multicentre, phase 2 trial. Lancet, 2016, 387 (10031): 1909-1920.

[10] POWLES T, DURAN I, VAN DER HEIJDEN MS, et al. Atezolizumab versus chemotherapy in patients with platinum-treated locally advanced or metastatic urothelial carcinoma (IMvigor211): A multicentre, open-label, phase 3 randomised controlled trial. Lancet, 2018, 391 (10122): 748-757.

[11] SHARMA P, RETZ M, SIEFKER-RADTKE A, et al. Nivolumab in metastatic urothelial carci-noma after platinum therapy (CheckMate 275): A multicentre, single-arm, phase 2 trial. Lancet Oncol, 2017, 18 (3): 312-322.

[12] Matthew D, Abdel S, Peter M, et al. Nivolumab in patients with advanced platinum-resistant urothelial carcinoma: efficacy, safety, and biomarker analyses with extended follow-up from CheckMate 275. Clin Cancer Res, 2020, 26 (19): 5120-5128.

[13] POWLES T, O'DONNELL PH, MASSARD C, et al. Efficacy and safety of durvalumab in locally advanced or metastatic urothelial carcinoma: Updated results from a phase 1/2 open-label study. JAMA Oncol, 2017, 3 (9): e172411.

尿路上皮癌

[14] QU YY, SUN ZQ, HAN WQ, et al. Camrelizumab plus famitinib for advanced or metastatic urothelial carcinoma after platinum-based therapy: Data from a multicohort phase 2 study. J Immunother Cancer, 2022, 10 (5): e004427

[15] PATEL MR, ELLERTON J, INFANTE JR, et al. Avelumab in metastatic urothelial carcinoma after platinum failure (JAVELIN Solid Tumor): Pooled results from two expansion cohorts of an open label, phase 1 trial. Lancet Oncol, 2018, 19 (1): 51-64.

[16] GRIVAS P, KOPYLTSOV E, SU PJ, et al. Patient-reported outcomes from javelin bladder 100: Avelumab first-line maintenance plus best supportive care versus best supportive care alone for advanced urothelial carcinoma. Eur Urol, 2022: S0302-2838 (22) 02264-3.

[17] POWLES T, PARK SH, VOOG E. Avelumab maintenance therapy for advanced or metastatic urothelial carcinoma. N Engl J Med, 2020, 383 (13): 1218-1230.

[18] BAJORIN DF, WITJES JA, GSCHWEND JE, et al. Adjuvant nivolumab versus placebo in muscle-invasive urothelial carcinoma. N Engl J Med, 2021, 384: 2102-2114.

[19] JOAQUIM B, MAHA H, JÜRGEN E, et al. Adjuvant atezolizumab versus observation in muscle-invasive urothelial carcinoma (IMvigor010): A multicentre, open-label, randomised, phase 3 trial. Lancet Oncol, 2021, 22 (4): 525-537.

[20] VAN DIJK N, GIL-JIMENEZ A, SILINA K. Preoperative ipilimumab plus nivolumab in locoregionally advanced urothelial cancer: The NABUCCO trial. Nat Med, 2020, 26 (12): 1839-1844.

[21] NECCHI A, RAGGI D, GALLINA A, et al. Updated results of PURE-01 with preliminary activity of neo-adjuvant pembrolizumab in patients with muscle-invasive bladder carcinoma with variant histologies. Eur Urol, 2020, 77 (4): 439-446.

尿路上皮癌

十三、宫颈癌

治疗线数	I 级推荐	II 级推荐	III 级推荐
晚期一线治疗 [a]	帕博利珠单抗 + 顺铂（或卡铂）+ 紫杉醇 ± 贝伐珠单抗（PD-L1 阳性患者）（1 类）[a]		
晚期二线及以上治疗 [b]	卡度尼利单抗（2A 类）[c]	帕博利珠单抗（限 PD-L1 阳性或 MSI-H/dMMR 患者）（2A 类）[d, e] 纳武利尤单抗（限 PD-L1 阳性患者）（2A 类）[b] 卡度尼利单抗（2A 类）[e]	
局部晚期宫颈癌 [f]			

【注释】

a KEYNOTE-826 是一项大型随机对照多中心 III 期试验，共纳入持续、复发或转移性宫颈癌患者 617 例，对照组的方案为含铂化疗（紫杉醇联合顺铂或卡铂）± 贝伐珠单抗，研究组的方案为帕博利珠单抗 + 含铂化疗 ± 贝伐珠单抗。研究组显著改善 OS 和 PFS，无论在 CPS ≥ 1、全人群还是 CPS ≥ 10 的人群中：中位 PFS 分别为 10.4 个月 vs. 8.2 个月（*HR*=0.62）、10.4 个月 vs. 8.2 个月（*HR*=0.65）和 10.4 个月 vs. 8.1 个月（*HR*=0.58）；中位 OS 分别为未达到 vs. 16.3 个月（*HR*=0.64）、24.4 个月 vs. 16.5 个月（*HR*=0.67）和未达到 vs. 16.4 个月（*HR*=0.61）[1]。

b NCT01693783 研究评估伊匹木单抗治疗复发或转移 HPV 相关宫颈癌的安全性及有效性，在 34 例可评估患者中，中位 PFS 为 2.2 个月（95% CI 2.1~3.2 个月），中位 OS 为 8.5 个月（95% CI 3.6 个月~未达到）[2]。NCT022257528（GY002）研究首次评估了纳武利尤单抗对接受过一次全身化疗的转移性或复发宫颈癌患者疗效。在可评估疗效的 25 例患者中，只有 1 例患者 PR，RR 为 4%，但中位 OS 为 14.5 个月（95% CI 8.3~26.8 个月）[3]。CheckMate 358 是一项多中心、Ⅰ/Ⅱ期临床研究，评估纳武利尤单抗，以及纳武利尤单抗联合伊匹木单抗治疗 5 种病毒相关肿瘤的安全性及有效性。该研究中纳武利尤单抗单药治疗组 ORR 为 26.3%（95% CI 9.1%~52.2%）；第一个联合组治疗包括每 2 周 3mg/kg 的纳武利尤单抗和每 6 周 1mg/kg 的伊匹木单抗，持续 2 年，在未接受过全身治疗的患者中，ORR 为 31.6%（95% *CI* 12.6%~56.6%），而接受全身治疗的患者中，ORR 为 23.1%（95% *CI* 9.0%~43.6%）；第二个联合组治疗纳武利尤单抗 1mg/kg 和伊匹木单抗 3mg/kg，每 3 周 1 次，共 4 次，随后每 2 周使用纳武利尤单抗 240mg，持续 2 年，在未接受过全身治疗的患者中，ORR 为 45.8%（95% *CI* 25.6%~67.2%），而接受过全身治疗的患者中，ORR 为 36.4%（95% *CI* 17.2%~59.3%）[4]。

c 卡度尼利单抗是一种抗 PD-1/CTLA-4 双特异性抗体，AK104-201 研究探究了该药二线治疗复发/转移性宫颈癌的疗效。结果显示，ORR 为 33%，CR 率为 12%，PR 率为 21%，mPFS 为 3.75 个月，mOS 为 17.51 个月。无论 PD-L1 状态、是否接受过贝伐珠单抗治疗，患者均能从卡度尼利单抗单药治疗获益[5]。基于该研究，NMPA 已经批准卡度尼利单抗用于治疗既往接受含铂化疗治疗失败的复发或转移性宫颈癌。

d 基于Ⅱ期 KEYNOTE-158 研究，FDA 批准帕博利珠单抗用于治疗化疗过程中或化疗后 PD 并且肿瘤组织 PD-L1 表达阳性的晚期或复发性宫颈癌。在这项研究中，共纳入 98 例复发或转移性宫颈癌患者，在 PD-L1 阳性患者中，ORR 为 14.6%[6]。KEYNOTE-028 研究是一个多中心、单臂的Ⅰb 期研究，评估帕博利珠单抗用于 20 多种 PD-L1 表达阳性的晚期实体瘤。该研究纳入 24 例既往接受过至少两线化疗的复发或转移宫颈癌，ORR 为 16.7%，PFS 为 2 个月，mOS 为 11 个月[6]。

e 基于Ⅱ期 NCT01876511 研究及其扩展研究，FDA 批准了帕博利珠单抗用于治疗 MSI-H 或 dMMR 不可切除的晚期实体瘤。这是首个按生物标志物而不是基于组织类型来批准的抗肿瘤药物[7]。

f NCT04221945（KEYNOTE-A18）是一项Ⅲ期、随机、安慰剂对照研究，评估帕博利珠单抗联合同步放化疗治疗局部晚期宫颈癌的疗效，此项研究还在进行中。CALLA 研究是一项随机、多中心、双盲、全球性Ⅲ期临床试验，结果表明，与单纯同步放化疗相比，度伐利尤单抗联合同步放化疗未显著改善高危局部晚期宫颈癌患者的 PFS，且基于现有的亚组分析尚不能确认免疫联合同步放化疗中获益的具体亚组人群[8]。

参考文献

[1] COLOMBO N, DUBOT C, LORUSSO D, et al. Pembrolizumab for persistent, recurrent, or metastatic cervical cancer. N Engl J Med, 2021, 385 (20): 1856-1867.

[2] LHEUREUX S, BUTLER MO, CLARKE B, et al. Association of ipilimumab with safety and anti-tumor activity in women with metastatic or recurrent human papillomavirus-related cervical carcinoma. JAMA Oncol, 2018, 4 (7): e173776.

[3] SANTIN AD, DENG W, FRUMOVITZ M, et al. Phase Ⅱ evaluation of nivolumab in the treatment of persistent or recurrent cervical cancer (NCT02257528/NRGGY002). Gynecol Oncol, 2020, 157 (1): 161-166.

[4] NAUMANN RW, HOLLEBECQUE A, MEYER T, et al. Safety and efficacy of nivolumab monotherapy in recurrent or metastatic cervical, vaginal, or vulvar carcinoma: Results from the phase Ⅰ/Ⅱ CheckMate 358 Trial. J Clin Oncol, 2019, 37 (31): 2825-2834.

[5] WU X, JI J, LOU H, et al. Efficacy and safety of cadonilimab, an anti-PD-1/CTLA4 bispecific antibody, in previously treated recurrent or metastatic (R/M) cervical cancer: A multicenter, open-label, single-arm, phase Ⅱ trial (075).Gynecol Oncol, 2022,166(suppl_1): S47-S48.

[6] MARABELLE A, LE DT, ASCIERTO PA, et al. Efficacy of pembrolizumab in patients with noncolorectal high microsatellite instability/mismatch repair-deficient cancer: Results from the phase 2 KEYNOTE-158 study. J Clin Oncol, 2020, 38 (1): 1-10.

[7] FRENEL JS, LE TOURNEAU C, O'NEIL B, et al. Safety and efficacy of pembrolizumab in advanced, programmed death ligand 1-positive cervical cancer: Results from the phase Ib KEYNOTE-028 trial. J Clin Oncol, 2017, 35 (36): 4035-4041.

[8] MONK, B, TOITA T, WU X, et al. Durvalumab, in combination with and following chemotherapy, in locally advanced cervical cancer: Results from the phase 3 international, randomized, double-blind, placebo-controlled CALLA trial. IGCS, 2022.

宫颈癌

十四、复发或转移性子宫内膜癌

治疗线数	I 级推荐	II 级推荐	III 级推荐
一线或后线治疗		仑伐替尼 + 帕博利珠单抗（2A 类）[a] 帕博利珠单抗（限 TMB-H 或 MSI-H/dMMR 患者）（2A 类）[b, c, d] 纳武利尤单抗（限 MSI-H/dMMR 患者）（2A 类）[e]	dostarlimab-gxly（限 MSI-H/dMMR 患者）（2B 类）[f] 替雷利珠单抗（限 MSI-H/dMMR 患者）（2B 类）[g]

【注释】

a 基于 KEYNOTE-146/Study 111 研究，FDA 批准仑伐替尼 + 帕博利珠单抗联合治疗方案，用于治疗既往接受系统治疗后病情进展、但不适合根治性手术或放射治疗的非 MSI-H/dMMR 型晚期子宫内膜癌患者。该研究旨在评估仑伐替尼联合帕博利珠单抗治疗多个经选择的实体肿瘤患者的有效性。针对晚期子宫内膜癌的最终分析结果显示，24 周时 ORR 为 38.0%（95% *CI* 28.8%~47.8%）；亚组分析显示，11 例 MSI-H 患者的 ORR 为 63.6%（95% *CI* 30.8%~89.1%），94 例 MSS 患者的 ORR 为 36.2%（95% *CI* 26.5%~46.7%）[1]。

b KEYNOTE-028 研究旨在评估帕博利珠单抗治疗 PD-L1 阳性晚期实体瘤患者的安全性和有效性。亚组分析显示，在 24 例 PD-L1 阳性的局部晚期或转移性子宫内膜癌患者中，3 例 PR，ORR 为

13%（95% *CI* 2.8%~33.6%），3 例 SD，13 例患者（54.2%）出现 AEs[2]。基于 KEYNOTE-158 研究[3]，美国 FDA 批准帕博利珠单抗用于治疗 TMB-H（≥ 10 个 mut/Mb）、既往治疗后病情进展且无满意替代治疗方案的不可切除或转移性实体瘤患者。

c 子宫内膜癌患者 dMMR 发生率为 20%~30%，FDA 推荐复发转移性子宫内膜癌进行 MSI-H/dMMR 检测。基于 Ⅱ 期 KEYNOTE-016 研究及其扩展研究，美国 FDA 批准了帕博利珠单抗用于治疗 MSI-H 或 dMMR 不可切除的晚期实体瘤[4-5]。

d KEYNOTE-158 研究旨在评价帕博利珠单抗治疗 11 种初治或经治的晚期实体瘤患者的有效性和安全性，对其中 233 例经治晚期非结直肠伴 MSI-H/dMMR 肿瘤患者的分析表明，中位随访时间为 13.4 个月，ORR 为 34.3%（95% *CI* 28.3%~40.8%），在 49 例子宫内膜癌患者中，8 例 CR，20 例 PR，ORR 为 57.1%（95% *CI* 42.2%~71.2%）[6]。

e NCI-MATCH（EAY131）研究中 Z1D 臂共纳入 42 例 dMMR 的非结直肠癌患者，包括 13 例子宫内膜腺癌、5 例前列腺腺癌和 4 例子宫癌肉瘤等，中位随访时间为 17.3 个月，ORR 为 36%（90% *CI* 23.5%~49.5%），其中 3 例 CR、13 例 PR 和 9 例 SD[7]。

f GARNET 试验旨在评价 PD-1 单抗 dostarlimab-gxly 在经治晚期实体瘤患者的安全性和有效性。研究的主要终点是 ORR 和 DoR。结果表明，ORR 为 41.6%（95% *CI* 34.9%~48.6%），中位 DoR 为 34.7 个月（95% *CI* 2.6%~35.8%），95.4% 患者缓解时间达到或超过 6 个月。进一步分析发现，dostarlimab-gxly 对 TMB-H 和 MSI-H/dMMR 子宫内膜癌患者的抗肿瘤疗效类似；pMMR+TMB-H 患者 ORR（45.5%）与 MSI-H/dMMR+TMB-H 患者 ORR 类似；在 pMMR 子宫内膜癌患者中，TMB-H 状态与 MSI-H 或 POLE 突变状态无关[8]。

g RATIONALE 209 研究旨在评估替雷利珠单抗用于经治 MSI-H/dMMR 实体瘤患者的疗效和安全性，其中包括 13 例子宫内膜癌患者，是首个公布中国 MSI-H/dMMR 妇科肿瘤人群免疫治疗数据的研究。结果表明，替雷利珠单抗单药治疗子宫内膜癌患者 ORR 达到 46.2%（6/13），CR 率为 23.1%（3/13），DCR 为 53.8%（7/13）[9]。

参考文献

[1] MAKKER V, TAYLOR MH, AGHAJANIAN C, et al. Lenvatinib plus pembrolizumab in patients with advanced endometrial cancer. J Clin Oncol, 2020, 38 (26): 2981-2992.

[2] OTT PA, BANG YJ, BERTON-RIGAUD D, et al. Safety and Antitumor activity of pembrolizumab in advanced programmed death ligand 1-positive endometrial cancer: Results from the KEYNOTE-028 study. J Clin Oncol, 2017, 35 (22): 2535-2541.

[3] MARABELLE A, FAKIH M, LOPEZ J, et al. Association of tumour mutational burden with outcomes in patients with advanced solid tumours treated with pembrolizumab: Prospective biomarker analysis of the multicohort, open-label, phase 2 KEYNOTE-158 study. Lancet Oncol, 2020, 21 (10): 1353-1365.

[4] LE DT, URAM JN, WANG H, et al. PD-1 blockade in tumors with mismatch-repair deficiency. N Engl J Med, 2015, 372 (26): 2509-2520.

[5] LE DT, DURHAM JN, SMITH KN, et al. Mismatch repair deficiency predicts response of solid tumors to PD-1 blockade. Science, 2017, 357 (6349): 409-413.

[6] MARABELLE A, LE DT, ASCIERTO PA, et al. Efficacy of pembrolizumab in patients with noncolorectal high

microsatelliteInstability/mismatch repair-deficient cancer: Results from the phase Ⅱ KEYNOTE-158 study. J Clin Oncol, 2020, 38 (1): 1-10.

[7] AZAD NS, GRAY RJ, OVERMAN MJ, et al. Nivolumab is effective in mismatch repair-deficient noncolorectal cancers: results from arm Z1D-a subprotocol of the NCI-MATCH (EAY131) study. J Clin Oncol, 2020, 38 (3): 214-222.

[8] OAKNIN A, TINKER AV, GILBERT L, et al. Clinical activity and safety of the an-ti-programmed death 1 monoclonal antibody dostarlimab for patients with recurrent or advanced mismatch repair-deficient endometrial cancer: A nonrandomized phase 1 clinical trial. JAMA Oncol, 2020, 6 (11): 1766-1772.

[9] LI J, XU Y, ZANG A, et al. A Phase 2 study of tislelizumab monotherapy in patients with previously treated, locally advanced unresectable or metastatic microsatellite instability-high/mismatch repair deficient solid tumors. ASCO, 2021.

十五、复发或难治性卵巢癌

治疗线数	Ⅰ级推荐	Ⅱ级推荐	Ⅲ级推荐
一线或后线治疗 [a, b]		帕博利珠单抗（限 MSI-H/dMMR 患者）（2A 类）[c]	替雷利珠单抗、恩沃利单抗或斯鲁利单抗（限 MSI-H/dMMR 患者）（2B 类）[d]

【注释】

a 目前，相关临床试验主要是 ICIs 单药或联合化疗、靶向治疗用于卵巢癌术后的一线治疗方案或复发性卵巢癌。从目前的研究结果看来，PD-1/PD-L1 抗体治疗的总体效果并不理想[1-3]。例如 JAVELIN 是一项非盲、ⅠB 期临床研究，旨在评估阿维鲁单抗治疗复发或难治性卵巢癌的有效性及安全性，结果显示，125 例患者中有 1 例 CR、11 例 PR，ORR 为 9.6%（95% *CI* 5.1%~16.2%）[1]。Ⅲ期 JAVELIN Ovarian 200 研究旨在考察铂类化疗耐药或难治性卵巢癌患者中阿维鲁单抗单独或与聚乙二醇化多柔比星脂质体（PLD）联合应用的疗效和安全性，与单药 PLD 治疗相比，试验均未显示出阿维鲁单抗单药或联合 PLD 在无进展生存期或 OS 方面的改善[4]。

b ICIs 联合治疗较单药相比显示出一定的优势[5-7]。ACTION 研究显示安罗替尼联合 PD-L1 抑制剂 TQB2450 治疗铂耐药或难治性卵巢癌，ORR 为 47.1%，DCR 为 97.1%，中位 PFS 为 7.8 个月，且毒性可耐受[5]。NCT02853318 研究是评价帕博利珠单抗联合贝伐单抗和口服环磷酰胺治疗复发性卵巢癌的单臂、Ⅱ期临床研究，结果表明，3 例 CR，16 例 PR，ORR 为 47.5%（90%

CI 34.9%~60.3%）；38 例（95%）临床获益，10 例（25%）持久应答[7]。

c 基于 II 期 NCT01876511 研究及其扩展研究，FDA 批准了帕博利珠单抗用于治疗 MSI-H 或 dMMR 的不可切除的晚期实体瘤[8-9]。

d 基于 RATIONALE 209 研究[10]、ASTRUM010 研究[11] 和 KN035-CN-006 研究[12] 等结果，推荐替雷利珠单抗、恩沃利单抗或斯鲁利单抗用于治疗 MSI-H 或 dMMR 的不可切除的晚期实体瘤（包括卵巢癌）。

参考文献

［1］DISIS ML, TAYLOR MH, KELLY K, et al. Efficacy and safety of avelumab for patients with recurrent or refractory ovarian cancer: Phase 1b results from the JAVELIN solid tumor trial. JAMA Oncol, 2019, 5 (3): 393-401.

［2］HAMANISHI J, MANDAI M, IKEDA T, et al. Safety and antitumor activity of anti-pd-1 anti-body, nivolumab, in patients with platinum-resistant ovarian cancer. J Clin Oncol, 2015, 33 (34): 4015-4022.

［3］VARGA A, PIHA-PAUL S, OTT PA, et al. Pembrolizumab in patients with programmed death ligand 1-positive advanced ovarian cancer: Analysis of KEYNOTE-028. Gynecol Oncol, 2019, 152 (2): 243-250.

［4］MATULONIS UA, SHAPIRA-FROMMER R, SANTIN AD, et al. Antitumor activity and safety of pembroli-zumab in patients with advanced recurrent ovarian cancer: Results from the phase II KEY-NOTE-100 study. Ann Oncol, 2019, 30 (7): 1080-1087.

［5］LAN C, ZHAO J, YANG F, et al. Anlotinib combined with TQB2450 in patients with platinum-resistant or-refractory ovarian cancer: A multi-center, single-arm, phase 1b trial. Cell Rep Med, 2022, 3 (7): 100689.

复发或难治性卵巢癌

［6］ ZAMARIN D, BURGER RA, SILL MW, et al. Randomized phase Ⅱ trial of nivolumab versus nivolumab and ipilim-umab for recurrent or persistent ovarian cancer: An NRG oncology study. J Clin Oncol, 2020, 38 (16): 1814-1823.

［7］ ZSIROS E, LYNAM S, ATTWOOD KM, et al. Efficacy and safety of pembrolizumab in combination with bevaci-zumab and oral metronomic cyclophosphamide in the treatment of recurrent ovarian cancer: A phase 2 nonrandomized clinical trial. JAMA Oncol, 2020, 7 (1): 78-85.

［8］ LE DT, URAM JN, WANG H, et al. PD-1 blockade in tumors with mismatch-repair deficiency. N Engl J Med, 2015, 372 (26): 2509-2520.

［9］ LE DT, DURHAM JN, SMITH KN, et al. Mismatch repair deficiency predicts response of solid tumors to PD-1 blockade. Science, 2017, 357 (6349): 409-413.

［10］ LI J, XU Y, ZANG A, et al. A phase 2 study of tislelizumab monotherapy in patients with previously treated, locally advanced unresectable or metastatic microsatellite instability-high/mismatch repair deficient solid tumors. ASCO, 2021.

［11］ LI J, QIN SK, ZHONG HJ. Updated efficacy and safety results from the phase 2 study of serplulimab, a novel anti-PD-1 antibody, in patients with previously treated unresectable or metastatic microsatellite instability-high or mis-match repair-deficient solid tumors. ASCO, 2022: abstract 2592.

［12］ LI J, DENG YH, ZHANG WJ, et al. Subcutaneous envafolimab monotherapy in patients with advanced defective mismatch repair/microsatellite instability high solid tumors. J Hematol Oncol, 2021, 14 (1): 95.

十六、黑色素瘤

皮肤黑色素瘤

分层			I级推荐	II级推荐	III级推荐
术后辅助治疗	IIB、IIC期				帕博利珠单抗（2A类）[a]
	IIIA、IIIB、IIIC、IIID期	可切除的淋巴结转移、移行转移或卫星灶		帕博利珠单抗（1A类）[b]	特瑞普利单抗（2A类）[c] 纳武利尤单抗（2A类）[d] 伊匹木单抗（2B类）[e]
	IV期	单个转移病灶或多个转移病灶可完全切除		帕博利珠单抗（1B类）[b]	特瑞普利单抗（2B类）[c]

皮肤黑色素瘤（续）

分层			Ⅰ级推荐	Ⅱ级推荐	Ⅲ级推荐
晚期一线治疗	转移性或不可切除Ⅲ或Ⅳ期			帕博利珠单抗（1A类）[f] 特瑞普利单抗（2A类）[i]	纳武利尤单抗（2A类）[g, h] 纳武利尤单抗＋伊匹木单抗（2A类）[g, h]
晚期二线治疗	转移性或不可切除Ⅲ或Ⅳ期		如果一线未使用过PD-1单抗，二线推荐帕博利珠单抗（1A类）[i, j]、特瑞普利单抗（2A类）[k#]或普特利单抗（2A类）[k]		纳武利尤单抗（2A类）[g, h]

#. 已纳入国家医保目录。

肢端黑色素瘤 [l, m]

	分层		Ⅰ级推荐	Ⅱ级推荐	Ⅲ级推荐
术后辅助治疗	ⅢA、ⅢB、ⅢC、ⅢD期	可切除的淋巴结转移、移行转移或卫星灶			帕博利珠单抗（2B类）[b] 纳武利尤单抗（2B类）[d] 伊匹木单抗（2B类）[e] 特瑞普利单抗（2B类）[c]
	Ⅳ期	单个转移病灶或多个转移病灶可完全切除			
晚期一线治疗	转移性或不可切除Ⅲ或Ⅳ期				帕博利珠单抗（2B类）[f] 特瑞普利单抗（2B类）[i] 纳武利尤单抗（2B类）[g] 纳武利尤单抗 + 伊匹木单抗（2B类）[g, h]

分层			I 级推荐	II 级推荐	III 级推荐
晚期二线治疗	转移性或不可切除 III 或 IV 期			帕博利珠单抗（2A 类）[i, j] 或特瑞普利单抗（2A 类）[k]	纳武利尤单抗（2B 类）[g, h]

黏膜黑色素瘤 [n]

分层			I 级推荐	II 级推荐	III 级推荐
术后辅助治疗	I ~ III 期				特瑞普利单抗（PD-L1 阳性）[c]
晚期一线或以上治疗	任何 T，任何 N，M1			特瑞普利单抗 ± 阿昔替尼（2A 类）[n]	帕博利珠单抗（2B 类）[o] 特瑞普利单抗（2B 类）[o] 普特利单抗（2B 类）[o]

黑色素瘤

【注释】

a　KEYNOTE-716 研究[1]是一项大型 RCT，旨在探索帕博利珠单抗对照安慰剂辅助治疗 Ⅱ 期高危黑色素瘤术后的疗效。该研究显示，ⅡB 期及 ⅡC 期黑色素瘤完全切除患者，辅助治疗采用帕博利珠单抗与安慰剂相比能降低 35% 的疾病复发或死亡风险，且无复发生存（relapse-free survival，RFS）显著延长；帕博利珠单抗相较于安慰剂显著延长患者 RFS（*HR*=0.65，95% *CI* 0.46~0.92，*P*=0.006 58；中位 RFS 未达到）；两组患者 12 个月 RFS 率分别为 90.5% 和 83.1%。

b　2019 年 2 月，美国 FDA 批准帕博利珠单抗用于 Ⅲ 期高风险黑色素瘤手术完全切除患者的辅助治疗，此项批准是基于大型 Ⅲ 期临床研究 KEYNOTE-054 的数据[2]。该研究纳入完全切除的 Ⅲ 期患者（包括ⅢA、ⅢB、ⅢC 淋巴结转移 1~3 个，以及 ⅢC 淋巴结转移超过 4 个），结果提示，与安慰剂相比，帕博利珠单抗辅助治疗 1 年能显著延长患者的 RFS。帕博利珠单抗组 1 年 RFS 率为 75.4%，安慰剂组为 61%，无复发风险降低 43%。研究中未明确标注是否纳入肢端黑色素瘤患者。

c　2021 年 ASCO 会议上报道了一项特瑞普利单抗对比大剂量干扰素辅助治疗的临床研究[3]，结果显示，特瑞普利单抗在 PD-L1 阳性组中显示出更长的 RFS（17.3 个月 vs. 11.1 个月）及更好的安全性和耐受性。

d　2017 年 12 月，美国 FDA 批准纳武利尤单抗作为ⅢB、ⅢC 或者Ⅳ期完全切除的皮肤黑色素瘤患者术后的辅助治疗，该获批是基于 CheckMate 238 Ⅲ期 RCT[4-5]。该研究对比纳武利尤单抗（3mg/kg）与伊匹木单抗（10mg/kg）在ⅢB、ⅢC、Ⅳ期黑色素瘤患者的术后辅助治疗，12 个月的 RFS 率分别为 70.5% 和 60.8%，36 个月的 RFS 率分别为 58% 和 45%，纳武利尤单抗组复发或死亡风险较伊匹木单抗组下降 35%（*HR*=0.65，*P*<0.001）；除 M1c 期的患者，按 *BRAF* 基因状态、

PD-L1 表达水平分层后，均看到了纳武利尤单抗组的生存获益；而纳武利尤单抗组 3~4 级 AEs 发生率仅为 14.4%。研究中纳入 33 例肢端黑色素瘤患者，但纳武利尤单抗在国内缺乏黑色素瘤适应证，因此作为Ⅲ级推荐。

e 2015 年 10 月，美国 FDA 批准伊匹木单抗用于Ⅲ期黑色素瘤术后的辅助治疗[6]。该Ⅲ期 RCT（NCT00636168）纳入Ⅲ期皮肤黑色素瘤完全切除术后的患者，随机分为伊匹木单抗组和安慰剂组，伊匹木单抗组 5 年的 RFS 率是 40.8%，安慰剂组是 30.3%。伊匹木单抗组 5 年的 OS 率是 65.4%，安慰剂组是 54.4%。亚组分析显示，伊匹木单抗组可显著延长原发灶溃疡、淋巴结微小转移合并原发灶溃疡（相当于部分ⅢA 和ⅢB 期）或大于 3 个淋巴结受累的ⅢC 期患者的生存时间。但伊匹木单抗组 3~4 级 irAEs 的发生率是 41.6%，而安慰剂组是 2.7%。2019 年 E1609 研究结果表明伊匹木单抗 3mg/kg 组在辅助治疗中 OS 略优于干扰素，同时鉴于 10mg/kg 剂量的高毒副作用，2019 年 NCCN 并未将其纳入辅助治疗方案。研究中未明确标注是否纳入肢端黑色素瘤患者。

f KEYNOTE-006 研究是一项Ⅲ期、开放、多中心研究[7]，旨在对比帕博利珠单抗与伊匹木单抗治疗既往未接受过伊匹木单抗治疗的不可切除Ⅲ期或Ⅳ期黑色素瘤的疗效。在一线初治患者中，帕博利珠单抗组 4 年 ORR 高达 47%，高于伊匹木单抗组。帕博利珠单抗对比伊匹木单抗显示出持久显著的 OS 获益，2019 年 AACR 年会公布的 5 年随访结果显示，接受免疫治疗作为一线治疗的患者，帕博利珠单抗组和伊匹木单抗组的中位 OS 分别为 38.7 个月 vs. 17.1 个月（*HR*=0.73），PFS 分别为 11.6 个月和 3.7 个月（*HR*=0.54）。在整体人群中，接受帕博利珠单抗和伊匹木单抗治疗的患者分别有 38.7% 和 31.0% 的患者仍然存活，在接受一线治疗的人群中，接受帕博利珠单抗和伊匹木单抗治疗的患者分别有 43.2% 和 33.0% 的患者仍然存活。在完成 2 年帕博利珠单抗治疗的患者（18.5%）和取得 CR（无论是否完成 2 年治疗）的患者中，疗效非常持久。完成 2 年帕博利珠单抗治疗的患者，78.3% 仍未出现 PD，93.8% 在 3 年随访时仍存活；取得 CR 的患者，大多数（85%~86%）在停药后 2 年仍未进展。KEYNOTE-001 是一项大型开放标签、多中心扩展的 I B 期临床研究[8]，2014 年 9 月，FDA 基于该项研究批准帕博利珠单抗用于晚期黑色素瘤治疗。该研究纳入 655 例确诊为晚期黑色素瘤的患者，75% 的患者之前接受过其他治疗，包括伊匹木单抗，其余为初诊患者。2018 年 ASCO 大会上 KEYNOTE-001 研究更新了 5 年生存数据，总体有效率 34%，总体中位 PFS 为 5.6 个月，中位起效时间 2.8 个月，总人群 5 年 OS 率为 34%，初诊患者 5 年 OS 率为 41%。首次证实了 PD-1 单抗治疗黑色素瘤的长期获益。

g CheckMate 066 研究是一项随机双盲Ⅲ期研究。FDA 于 2015 年基于该研究批准了纳武利尤单抗一线治疗 *BRAF V600* 野生型不可切除性或转移性黑色素瘤。2019 年 CheckMate 066 更新了 3 年随访数据[9]，在 *BRAF V600* 野生型晚期黑色素瘤患者中，与达卡巴嗪相比，纳武利尤单抗明显提高 3 年 OS 率及 PFS 率。纳武利尤单抗组随访 38.4 个月，达卡巴嗪组随访 38.5 个月，纳武利尤单抗组的中位 OS 为 37.5 个月，达卡巴嗪为 11.2 个月（*HR*=0.46；95% *CI* 0.36~0.59；*P*<0.001）。纳武利尤单抗和达卡巴嗪组的 3 年 OS 率分别为 51.2% 和 21.6%；中位 PFS 分别为 5.1 个月和 2.2 个月（*HR*=0.42；95% *CI* 0.33~0.53；*P*<0.001）；3 年 PFS 率分别为 32.2% 和 2.9%。纳武利尤单抗组的客观有效率 42.9%，显著高于达卡巴嗪组 14.4%。CheckMate 067 是一项多中心随机双盲Ⅲ期研究[10-11]，入组初治 *BRAF V600* 野生型或 *BRAF V600* 突变型晚期黑色素瘤，945 例患者分为 3 组：纳武利尤单抗联合伊匹木单抗组、纳武利尤单抗单药组和伊匹木单抗单药

组。2019 年 ESMO 大会公布了随访 5 年的研究数据，联合组、纳武利尤单抗组和伊匹木单抗组的 5 年 OS 率分别为 52%、44% 和 26%，联合组的中位 OS 仍未达到，纳武利尤单抗组和伊匹木单抗的 mOS 分别为 36.9 个月、19.9 个月；5 年 PFS 率分别为 36%、29% 和 8%，mPFS 分别为 11.5 个月、6.9 个月、2.9 个月。联合组的 ORR 为 58%，纳武利尤单抗组的 ORR 为 45%。

h CheckMate 069 研究是一项双盲随机 II 期研究[12]，在既往未接受治疗（初治）的不可切除性或转移性黑色素瘤患者中，对比纳武利尤单抗联合伊匹木单抗与伊匹木单抗单药用于一线治疗的疗效和安全性。结果显示，*BRAF V600* 野生型晚期黑色素瘤，联合组取得了更高的 ORR（61%，*n*=44/72），与单药组（ORR=11%，*n*=4/37）相比具有统计学显著差异（*P*<0.001），针对 *BRAF V600* 突变型黑色素瘤，联合方案也获得相似结果，中位 PFS 显著延长（中位 PFS：8.5 个月 vs. 2.7 个月），PD 或死亡风险降低 60%。FDA 基于该项研究于 2015 年 10 月批准了纳武利尤单抗联合伊匹木单抗一线治疗 *BRAF V600* 野生型晚期黑色素瘤患者。

i KEYNOTE-002 是一项 II 期 RCT[13-14]，纳入 540 名伊匹木单抗治疗进展的黑色素瘤患者，随机接受帕博利珠单抗治疗（2mg/kg 或 10mg/kg，每 3 周一次）或化疗。三组 6 个月的 PFS 率分别为 34%、38% 和 16%；相比化疗，两个剂量组的帕博利珠单抗均显著改善 PFS（2mg/kg 组 *HR* 为 0.57；10mg/kg 组 *HR* 为 0.50）。三组中位 OS 时间分别是 13.4 个月、14.7 个月和 11.0 个月，2 年生存率分别是 36%、38% 和 30%。另外，无论之前接受过 0~1 次还是 > 2 次治疗，是否有内脏转移，以及 PD-L1 表达水平，所有患者的 OS 率均一致。ChectMate 037 是一项随机、对照、开放标签的 III 期研究[15]，纳入接受过伊匹木单抗和 / 或 BRAF 抑制剂治疗的晚期黑色素瘤患者 405 例，按 2∶1 随机分成两组，分别接受纳武利尤单抗（272 例）和化疗（133 例）。结果显示两组的 ORR 分别为 31.7%、10.6%，纳武利尤单抗显示出更长的 DoR 和更好的缓解情况。

j 基于 KEYNOTE-151 研究，帕博利珠单抗于 2018 年 7 月 25 日获 NMPA 批准在国内上市，用于不可切除或转移性黑色素瘤的二线治疗。该研究为单臂研究[16]，共纳入 103 例晚期黑色素瘤患者，给予帕博利珠单抗（2mg/kg，每 3 周一次）治疗 35 次（2 年）或直至确诊 PD，或毒性无法耐受，或患者 / 研究者决定停止。全组 ORR 为 16.7%，其中 CR 1 例，PR 16 例，22 例（21.6%）患者为 SD。DCR 为 38.2%。肢端黑色素瘤亚型患者的 ORR 为 15.8%，黏膜亚型为 13.3%，*BRAF V600* 突变患者的 ORR 为 15.0%。在数据截止时，有效患者的中位 DoR 为 8.4 个月；5 例（65.6%）患者 DoR ≥ 6 个月。中位 PFS 为 2.8 个月；预计 6 个月 PFS 率为 20.4%，12 个月 PFS 率为 11.9%。中位 OS 为 12.1 个月；预计 6 个月 OS 率为 75.7%，12 个月 OS 率为 50.6%。

k 基于 CT4 研究，特瑞普利单抗于 2018 年 12 月 17 日获 NMPA 批准在国内上市。该获批是该研究为既往接受全身系统治疗失败的不可切除或转移性黑色素瘤患者[17]，特瑞普利单抗在二线治疗的 ORR 为 17.3%（22/127）、DCR 为 57.5%（73/127），18 个月的 OS 率为 52.9%。肢端黑色素瘤的有效率为 14.0%，非肢端皮肤黑色素瘤患者有效率 31.3%。这项研究和 KEYNOTE-151 研究均提示肢端黑色素瘤接受 PD-1 单抗有效率低于欧美地区患者皮肤黑色素瘤的有效率。2022 年 9 月 29 日，普特利单抗获得 NMPA 批准用于既往接受全身系统治疗失败的不可切除或转移性黑色素瘤的治疗。这一决策基于一项 II 期临床研究[18]，共纳入 119 例既往一线治疗失败的黑色素瘤患者，均接受普特利单抗治疗，结果显示 ORR 为 20%，中位 PFS 3.3 个月，中位 OS 17.9 个月；皮肤亚型的有效率为 36.4%，肢端为 14.5%，黏膜为 8.7%。

l 一项针对韩国黑色素瘤患者回顾性分析发现[19]，17 例肢端黑色素瘤与 9 例黏膜黑色素瘤患者接受 PD-1 抑制剂治疗，总体客观有效率为 11.5%。欧美学者回顾性分析了 7 个医学中心的临床研究[20]，荟萃了 PD-1 抑制剂的 EAP 项目，以及多项临床研究，包括 NCT02083484、NCT01295827、NCT01295827、NCT01927419、NCT01024231，以及 NCT01721746，共纳入 35 例黏膜黑色素瘤，25 例肢端黑色素瘤。回顾性分析显示，肢端黑色素瘤接受 PD-1 抑制剂治疗 ORR 为 33%。上述结果提示，欧美患者肢端黑色素瘤与亚洲肢端黑色素瘤在基因背景及临床疗效上存在差异，仍需要大样本临床研究进行验证。

m 由于目前全球没有针对肢端黑色素瘤的系统分期，以及标准治疗，故目前肢端黑色素瘤分期参照 AJCC 皮肤黑色素瘤分期，治疗大体原则参照皮肤黑色素瘤。

n 黏膜黑色素瘤为亚洲人群黑色素瘤第二大亚型（占 22.6%），包括鼻腔 / 鼻窦 / 鼻咽、口腔、食管、直肠肛管、生殖道、泌尿道等部位来源的黑色素瘤。目前黏膜黑色素瘤的 TNM 分期正在建立中。头颈部来源（鼻腔 / 鼻窦 / 鼻咽 / 口腔）的黏膜黑色素瘤分期暂可参考 AJCC 分期。直肠、肛管、生殖道来源可暂按照有无肌层侵犯分为 I 期和 II 期，出现区域淋巴结转移为 III 期，远处转移为 IV 期。黏膜黑色素瘤的生物学行为有别于皮肤黑色素瘤，其更易侵及血管，更易出现复发转移，术后需要辅助治疗。目前已知 PD-1 单抗免疫治疗在黏膜黑色素瘤有效率低，故目前黏膜黑色素瘤辅助治疗以全身化疗为主。黏膜黑色素瘤辅助 PD-1 单抗比较大剂量干扰素的研究正在进行中。对于不可切除的局部晚期或远处转移的黑色素瘤，PD-1 单抗联合阿昔替尼方案可获得较好疗效。特瑞普利单抗联合阿昔替尼一线治疗晚期黏膜黑色素瘤的 I B 期临床研究中[21]，共入组 33 例未接受过系统性抗肿瘤治疗的晚期黏膜黑色素瘤患者。研究采用传统的 3+3 剂量递增原则。爬坡阶段接受每 2 周 1 次的 1.3mg/kg 特瑞普利单抗静脉滴注，以及阿昔替尼 5mg，b.i.d. 口服；ORR

黑色素瘤

为 48.3%，DCR 达 86.2%，mPFS 延长至 7.5 个月，mOS 未达到，总体 AEs 可耐受。

o KEYNOTE-151 研究共纳入 103 例中国晚期黑色素瘤患者[16]，给予帕博利珠单抗（2mg/kg，每 3 周一次）治疗 35 个周期（2 年）或直至确诊 PD，或毒性无法耐受，或患者 / 研究者决定停止。全组 ORR 为 16.7%，黏膜黑色素瘤患者（14.6%）的 ORR 为 13.4%。CT4 研究评价了特瑞普利单抗在中国黑色素瘤患者二线治疗的有效率，总体人群 ORR 为 17.3%（22/127）、DCR 为 57.5%（73/127）。黏膜黑色素瘤的有效率为 0，DCR 为 40.9%，但是在 I 期临床研究中仍有特瑞普利单抗治疗有效的黏膜黑色素瘤患者。这两项研究均提示黏膜黑色素瘤接受 PD-1 单抗有效率显著低于皮肤黑色素瘤。一项针对韩国黑色素瘤患者的回顾性分析发现，17 例肢端黑色素瘤与 9 例黏膜黑色素瘤患者接受了 PD-1 抑制剂治疗，总体客观有效率为 11.5%。一项欧美学者回顾性分析了 7 个医学中心的临床研究[19]，荟萃了 PD-1 单抗的 EAP 项目，以及多项临床研究，包括 NCT02083484、NCT01295827、NCT01295827、NCT01927419、NCT01024231，以及 NCT01721746，共纳入 35 例黏膜黑色素瘤，25 例肢端黑色素瘤。回顾性分析结果显示，黏膜黑色素瘤接受 PD-1 单抗治疗有效率为 23%。欧美另一项回顾性分析，荟萃 KEYNOTE-001、002、006 三大研究中 1 567 例黑色素瘤患者，其中 84 例黏膜黑色素瘤接受帕博利珠单抗治疗，ORR 为 19%，而对于未经过伊匹木单抗治疗患者有效率为 22%。在普特利单抗用于晚期黑色素瘤的 II 期临床研究中，共纳入 119 例既往一线治疗失败的黑色素瘤患者，其中黏膜型患者占 19.3%，结果显示全组客观有效率为 20%，黏膜为 8.7%；全组中位 PFS 3.3 个月，中位 OS 17.9 个月[18]。

参考文献

[1] LUKE JJ, RUTKOWSKI P, QUEIROLO P, et al. Pembrolizumab versus placebo after complete resection of high-risk stage Ⅱ melanoma: Efficacy and safety results from the KEYNOTE-716 double-blind phase Ⅲ trial. 2021 ESMO. Ann Oncol, 2021, 32 (suppl_5): S1283-S1346.

[2] EGGERMONT AMM, BLANK CU, MANDALA M, et al. Adjuvant pembrolizumab versus placebo in resected stage Ⅲ melanom. N Engl J Med, 2018, 378 (19): 1789-1801.

[3] CUI C, LIAN B, SHENG X, et al. Adjuvant anti-PD-1ab (Toripalimab) versus high-dose IFN-2ab in resected mucosal melanoma: A phase Ⅱ randomized trial. J Clin Oncol, 2021, 39 (15_suppl): 9573.

[4] WEBER J, MANDALA M, DEL VECCHIO M, et al. Adjuvant nivolumab versus ipilimumab in resected stage Ⅲ/Ⅳmelanoma. N Engl J Med, 2017, 377 (19): 1824-1835.

[5] JEFFREY W, MICHELE D, MARIO M, et al. Adjuvant nivolumab versus ipilimumab in resected stage Ⅲ/Ⅳmela-noma: 3-year efficacy and biomarker results from the phase 3 CheckMate 238 trial. ESMO, 2019.

[6] EGGERMONT AM, CHIARION-SILENI V, GROB JJ, et al. Prolonged survival in stage Ⅲ melanoma with ipilim-umab adjuvant therapy. N Engl J Med, 2016, 375 (19): 1845-1855.

[7] SCHACHTER J, RIBAS A, LONG GV, et al: Pembrolizumab versus ipilimumab for advanced mela-noma: Final overall survival results of a multicentre, randomised, open-label phase 3 study (KEY-NOTE-006). Lancet, 2017, 390 (10105): 1853-1862.

[8] HAMID O, ROBERT C, DAUD A, et al. Five-year survival outcomes for patients with advanced melanoma treated with pembrolizumab in KEYNOTE-001. Ann Oncol, 2019, 30 (4): 582-588.

［9］ ASCIERTO PA, LONG GV, ROBERT C, et al. Survival outcomes in patients with previously untreated braf wild-type advanced melanoma treated with nivolumab therapy: Three-year follow-up of a randomized phase 3 trial. JAMA Oncol, 2019, 5 (2): 187-194.

［10］ WOLCHOK JD, CHIARION-SILENI V, GONZALEZ R, et al. Overall survival with combined nivolumab and ipili-mumab in advanced melanoma. N Engl J Med, 2017, 377 (14): 1345-1356.

［11］ HODI FS, CHIARION-SILENI V, GONZALEZ R, et al. Nivolumab plus ipilimumab or nivolumab alone versus ipilimumab alone in advanced melanoma (CheckMate 067): 4-year outcomes of a multi-centre, randomised, phase 3 trial. Lancet Oncol, 2018, 19 (11): 1480-1492.

［12］ HODI FS, CHESNEY J, PAVLICK AC, et al. Combined nivolumab and ipilimumab versus ipilimumab alone in patients with advanced melanoma: 2-year overall survival outcomes in a multicentre, randomised, controlled, phase 2 trial. Lancet Oncol, 2016, 17 (11): 1558-1568.

［13］ HAMID O, PUZANOV I, DUMMER R, et al. Final analysis of a randomised trial comparing pem-brolizumab versus investigator-choice chemotherapy for ipilimumab-refractory advanced melanoma. Eur J Cancer, 2017, 86: 37-45.

［14］ RIBAS A, PUZANOV I, DUMMER R, et al. Pembrolizumab versus investigator-choice chemo-therapy for ipilimumab-refractory melanoma (KEYNOTE-002): A randomised, controlled, phase 2 trial. Lancet Oncol, 2015, 16 (8); 908-918.

［15］ LARKIN J, MINOR D, D'ANGELO S, et al. Overall survival in patients with advanced melanoma who received nivolumab versus investigator's choice chemotherapy in CheckMate 037: A random-ized, controlled, open-label phase Ⅲ trial. J Clin Oncol, 2018, 36 (4): 383-390.

［16］ SI L, ZHANG X, SHU Y, et al. A phase Ⅰb study of pembrolizumab as second-line therapy for chinese patients with advanced or metastatic melanoma (KEYNOTE-151). Transl Oncol, 2019, 12 (6): 828-835.

［17］ CHI Z, TANG B, SHENG X, et al. A phase Ⅱ study of JS001, a humanized PD-1 mAb, in patients with advanced melanoma in China. J Clin Oncol, 2018, 36 (15_suppl): 9539.

［18］ CUI C, CHEN Y, LUO Z, et al. Safety and efficacy of Pucotenlimab (HX008)-a humanized immunoglobulin G4 monoclonal antibody in patients with locally advanced or metastatic melanoma: A single-arm, multicenter, phase Ⅱ study. BMC Cancer. 2023, 6, 23 (1): 121.

［19］ CHO J, AHN S, YOO KH, et al. Treatment outcome of PD-1 immune checkpoint inhibitor in Asian metastatic melanoma patients: Correlative analysis with PD-L1 immunohistochemistry. Invest New Drugs, 2016, 34 (6): 677-684.

［20］ HAMID O, ROBERT C, RIBAS A, et al. Antitumour activity of pembrolizumab in advanced mucosal melanoma: A post-hoc analysis of KEYNOTE-001, 002, 006. Bri J Cancer, 2018, 119 (6): 670-674.

［21］ SHENG X, YAN X, CHI Z, et al. Axitinib in combination with toripalimab, a humanized immuno-globulin g monoclonal antibody against programmed cell death-1, in patients with metastatic mucosal melanoma: An open-label phase Ⅰb trial. J Clin Oncol, 2019, 37 (32): 2987-2999.

十七、复发 / 难治性恶性淋巴瘤

疾病名称	Ⅰ级推荐	Ⅱ级推荐	Ⅲ级推荐
经典型霍奇金淋巴瘤 [a]	信迪利单抗（1A 类）[b#] 卡瑞利珠单抗（1A 类）[e#] 替雷利珠单抗（1A 类）[h#] 派安普利单抗（1A 类）[i] 赛帕利单抗（1A 类）[j]	纳武利尤单抗（1A 类）[c] 帕博利珠单抗（1A 类）[f]	卡瑞利珠单抗 + 地西他滨 （2B 类）[d] 纳武利尤单抗 + 维布妥昔单抗 （2B 类）[g] 帕博利珠单抗 + 吉西他滨 + 长春瑞滨 + 脂质体阿霉素 （2B 类）[k] 纳武利尤单抗 + 异环磷酰胺 + 依托泊苷 + 卡铂（2B 类）[l] 纳武利尤单抗 + 维布妥昔单抗 + 苯达莫司汀（2B 类）[m]
原发纵隔大 B 细胞淋巴瘤 [n]		帕博利珠单抗（1A 类）[o]	卡瑞利珠单抗 + 吉西他滨 + 长春瑞滨 + 脂质体阿霉素（2B 类）[p] 纳武利尤单抗 ± 维布妥昔单抗 （2B 类）[q]

复发 / 难治性恶性淋巴瘤（续）

疾病名称	I 级推荐	II 级推荐	III 级推荐
结外 NK/T 细胞淋巴瘤 [r]			信迪利单抗（3 类）[s] 帕博利珠单抗（3 类）[t] 纳武利尤单抗（3 类）[t]
复发难治的蕈样真菌病和塞扎里综合征			帕博利珠单抗（2B 类）[u]

#. 已纳入国家医保目录。

【注释】

a 霍奇金淋巴瘤（Hodgkin's lymphoma，HL）包括经典型和结节性淋巴细胞为主型两大类型。其中，经典型霍奇金淋巴瘤（classical Hodgkin lymphoma，cHL）为 HL 最常见组织学类型，约占所有 HL 的 90%。研究显示，初诊 cHL 几乎均可检测到 9p24.1 异常，包括多体性（5%）、PD-L1/PD-L2 的拷贝数增加（58%）或扩增（36%）[1]。基于 9p24.1 的高频率改变和 PD-1 配体的表达增加，PD-1/PD-L1 成为了 cHL 的独特治疗靶标。

b ORIENT-1 研究显示，信迪利单抗治疗复发 / 难治性 cHL 的 ORR 高达 80.4%，安全性良好[2]。基于此研究，2018 年 12 月，NMPA 批准信迪利单抗用于治疗难治性或三线及以上治疗后复发的 cHL。

c　Ⅰ期 CheckMate 039 研究评估了纳武利尤单抗治疗 23 例复发 / 难治性 HL［维布妥昔单抗（brentuximab vedotin，BV）和自体干细胞移植（autologous stem-cell transplantation，ASCT）治疗后复发进展］的疗效，结果显示 DCR 高达 100%，其中 ORR 为 87%，CR 率为 17%[3]。后续的多中心、单臂临床Ⅱ期 CheckMate 205 研究进一步评估了纳武利尤单抗的临床疗效。该研究纳入经活检确认的自体造血干细胞移植（autologous hematopoietic cell transplantation，auto-HCT）失败后的复发 / 难治性 cHL 患者，在中位随访 18 个月时，仍有 40% 患者持续用药；ORR 为 69%，各队列的 ORR 为 65%~73%；总体 DoR 为 16.6 个月，中位 PFS 为 14.7 个月；患者耐受性良好，只有 7% 的患者因 TRAEs 而停止治疗[4]。基于 CheckMate 039 和 CheckMate 205 研究 B 队列研究的总响应率数据，美国 FDA 于 2016 年 5 月批准纳武利尤单抗用于治疗患有复发性或在 HSCT 治疗后使用 BV 出现 PD 的 cHL 患者。

d　韩大东等发起的一项卡瑞利珠单抗联合地西他滨对比卡瑞利珠单抗单药治疗复发 / 难治性 cHL 的Ⅰ / Ⅱ期临床研究结果显示，在既往未使用过 PD-1 抑制剂的患者中，联合用药的 CR 率高达 71%（单药组：32%），6 个月时的 DoR 率为 100%（单药组：76%）；在既往使用过 PD-1 抑制剂的患者中，联合用药的 CR、PR 率分别为 28% 和 24%[5]。

e　一项单臂、多中心、Ⅱ期研究采用卡瑞利珠单抗治疗复发 / 难治性 cHL，结果显示 ORR 约为 76.0%，CR 率达 28.0%，且毒性反应和副作用可控[6]。2019 年 5 月，基于此研究，NMPA 批准卡瑞利珠单抗用于复发 / 难治性 cHL 的三线治疗。

f　多中心、开放性ⅠB 期 KEYNOTE-013 研究评估了帕博利珠单抗在复发 / 难治性 cHL 患者中的安全性和有效性。该研究招募了 31 名经 BV 治疗失败的患者，帕博利珠单抗治疗后 ORR 达

58%，中位 PFS 为 11.4 个月，6 个月和 12 个月的 PFS 率分别为 66% 和 48%；中位 OS 尚未达到，6 个月和 12 个月的 OS 率分别为 100% 和 87%[7]。之后，KEYNOTE-087 研究（单臂 II 期）共纳入了 210 例复发 / 难治性 cHL 患者，结果显示，ORR 可达 69%，9 个月的 OS 率和 PFS 率分别达到 97.5% 和 63.4%[8]。2017 年 3 月，基于 KEYNOTE-087 研究，FDA 批准帕博利珠单抗用于治疗难治性或三线及以上治疗后复发的成人或儿童 cHL。2019 年 12 月，I ~ II 期开放标签的 KEYNOTE-051 研究报告了帕博利珠单抗在儿童晚期黑色素瘤或 PD-L1 阳性、晚期、复发 / 难治性实体瘤、淋巴瘤的中期分析结果，其中，在 15 例复发 / 难治性 HL 患者中，2 例 CR，7 例 PR，ORR 为 60.0%（95% CI 32.3%~83.7%）。由此可见，与成人患者的结果一致，帕博利珠单抗治疗儿童复发 / 难治性 HL 可耐受，且显示出良好的抗肿瘤活性[9]。2020 年 10 月，基于 III 期 KEYNOTE-204 研究，FDA 批准扩大了帕博利珠单抗的适应证，用于治疗复发或难治性 cHL 成人患者，以及难治性 cHL 或 ≥ 二线治疗后复发的 cHL 儿童患者。该研究入组 304 例至少经过一种多药联合方案治疗的复发或难治性 cHL 成人患者，随机接受帕博利珠单抗 200mg 或 BV1.8mg/kg，均为每 3 周一次，结果显示，帕博利珠单抗组的中位 PFS 为 13.2 个月（95% CI 10.9~19.4 个月），BV 组的中位 PFS 为 8.3 个月（95% CI 5.7~8.8 个月），p=0.002 7[10]。

g　II 期临床试验 NCT02572167 采用 BV 联合纳武利尤单抗二线治疗复发或难治性 cHL，中期结果显示 ORR 为 83%（95% CI 71.5%~91.7%），CR 率为 62%（95% CI 48.2%~73.9%）[11]。虽然该方案尚未得到美国 FDA 批准，但次要终点的数据，包括 DoR 和 PFS，仍然令人期待。

h　基于单臂、多中心的 II 期 BGB-A317-203 研究，2019 年 12 月，NMPA 批准替雷利珠单抗用于治疗至少经过二线系统化疗的复发或难治性 cHL。该研究结果显示，在 9.8 个月随访之后，ORR

为 87.1%，其中 CR 率为 62.9%[12]。

i 基于多中心、单臂、开放标签 I / II 期 AK105-201 研究，2021 年 8 月，NMPA 批准派安普利单抗用于治疗至少经过二线系统化疗的复发 / 难治性 cHL 成人患者。该研究结果显示，在 85 名可评估患者中，ORR 为 89.4%（95% *CI* 80.8%~95.0%），40 名（47.1%）达到 CR[13]。

j 基于多中心、单臂 II 期 YH-S001-04 研究，2021 年 8 月，NMPA 批准赛帕利单抗用于治疗二线以上复发 / 难治性 cHL 患者。该研究结果显示，在中位随访 15.8 个月时，ORR 高达 90.6%（77/85），其中 28 例达到 CR（32.9%）；12 个月 PFS 率为 78%，OS 率为 99%[14]。

k 一项 II 期研究评估帕博利珠单抗联合吉西他滨、长春瑞滨和脂质体阿霉素（GVD）作为复发或难治性 cHL 的二线治疗。在 38 例可评估患者中，联合治疗的 ORR 和 CR 率分别为 100% 和 95%[15]。

l 一项 II 期试验评估了纳武利尤单抗单独或联合异环磷酰胺、卡铂和依托泊苷（ICE）作为复发 / 难治性 cHL 的首次挽救治疗和自体造血细胞移植的桥接治疗。入组患者 43 例（34 例患者接受单药治疗，9 例接受联合治疗），其中 42 例可评估反应。纳武利尤单抗治疗后的 ORR 为 81%，CR 率为 71%。9 例接受联合治疗的患者全部有效，其中 8 例（89%）达到 CR。在方案治疗结束时，ORR 和 CR 率分别为 93% 和 91%[16]。

m CheckMate 744 是一项针对伴有复发 / 难治性 cHL 的 II 期研究，评估了纳武利尤单抗 +BV，随后 BV+ 苯达莫司汀用于次优反应患者。患者接受 4 个纳武利尤单抗 +BV 诱导周期，无完全代谢缓解（complete metabolic response，CMR）患者接受 BV 加苯达莫司汀强化治疗。诱导或强化后的 CMR 患者继续巩固。主要终点为合并前任何时间的 CMR。44 例患者接受了治疗。在至少 15.6 个月的随访中，纳武利尤单抗 +BV 诱导后 CMR 率为 59%，巩固前任何时间（纳武利尤单

抗 +BV ± BV + 苯达莫司汀）CMR 率为 94%。1 年 PFS 率 91%[17]。

n 非霍奇金淋巴瘤（non-Hodgkin lymphoma，NHL）分型众多，主要包括 B 细胞淋巴瘤（B-cell lymphoma，BCL）和 T 细胞淋巴瘤（T-cell lymphoma，TCL），不都具备对 ICIs 敏感的遗传学特征；仅少数 NHL 类型常见 9p24.1 遗传性改变，而导致 PD-L1 和 PD-L2 表达增加。原发纵隔大 B 细胞淋巴瘤（primary mediastinal large B-cell lymphoma，PMBCL）具有许多与 cHL 类似的组织学和遗传学特征，通常存在 9p24.1 染色体变异（扩增和异位）[18]。

o KEYNOTE-170 研究证实了帕博利珠单抗对既往接受过强化治疗的复发 / 难治性 PMBCL 患者的临床有效性[19]。该研究入组 53 例患者，中位随访 9.7 个月时，ORR 为 45%；在 24 例对治疗有应答的患者中，中位 DoR 尚未达到（1.1~19.2 个月），实现客观缓解的中位 DoR 为 2.8 个月（2.1~8.5 个月）；安全性方面，因 AE 中断或停止帕博利珠单抗治疗比率分别为 15%、8%。2018 年 6 月，基于 KEYNOTE-170 研究的数据，FDA 批准帕博利珠单抗用于治疗难治性或既往二线及以上疗法治疗后复发的 PMBCL。

p 韩为东等发起的一项卡瑞利珠单抗联合 GVD 方案治疗复发 / 难治性 PMBCL 的 II 期临床研究结果显示，在纳入 27 例可评估疗效的患者中，ORR 为 74%，其中 56% 为 CR；中位随访 24.8 个月后，中位 DoR 未达到，2 年估计 ORR 为 65%[20]。

q I～II 期 CheckMate 436 研究采用纳武利尤单抗联合 BV 治疗复发 / 难治性 PMBCL，至中位随访时间 11.1 个月时，研究者评估 ORR 为 73%，其中 CR 率为 37%[21]。

r 结外 NK/T 细胞淋巴瘤（NK/T cell lymphoma，NKTCL）最常见的发病部位是鼻腔、鼻咽和腭部，其次为口咽、喉咽和扁桃体等。早期结外 NKTCL 以放疗为主，可酌情给予全身化疗，晚期则以含左旋天冬酰胺酶的化疗为主。对于以含左旋天冬酰胺酶的化疗失败的复发 / 难治性患者，可以考虑 ICIs 治疗。

s ORIENT-4 研究显示，信迪利单抗治疗复发 / 难治性 NKTCL 的 ORR 为 67.9%，CR 率为 7.1%，DCR 为 85.7%，1 年 OS 率为 82.1%[22]。

t 一项回顾性分析报告了 7 例复发 / 难治性男性 NKTCL，经帕博利珠单抗治疗后，5 例达 CR，2 例达 PR；中位用药 7 个周期（范围 2~3 个周期）时，5 例 CR 的患者均处于无病生存状态[23]。此外，国内亦有类似的小样本研究报道[24]。关于纳武利尤单抗[25]，亦有小宗病例报告。

u 一项多中心 II 期研究评估了帕博利珠单抗对晚期复发或难治性蕈样真菌病（mycosis fungoides，MF）或 Sézary 综合征（Sézary syndrome, SS）患者的疗效，共有 24 例中晚期 MF 或 SS 患者参加，ORR 为 38%，其中 2 例 CR、7 例 PR[26]。

参考文献

[1] ROEMER MG, ADVANI RH, LIGON AH, et al. PD-L1 and PD-L2 genetic alterations define classical Hodgkin lymphoma and predict outcome. J Clin Oncol, 2016, 34 (23): 2690-2697.

[2] SHI Y, SU H, SONG Y, et al. Safety and activity of sintilimab in patients with relapsed or refractory classical Hodgkin lymphoma (ORIENT-1): A multicentre, single-arm, phase 2 trial. Lancet Haematol, 2019, 6 (1): e12-e19.

[3] ANSELL SM, LESOKHIN AM, BORRELLO I, et al. PD-1 blockade with nivolumab in relapsed or refractory Hodgkin's lymphoma. N Engl J Med, 2015, 372 (4): 311-319.

［4］ARMAND P, ENGERT A, YOUNES A, et al. Nivolumab for relapsed/refractory classic Hodgkin Lymphoma after failure of autologous hematopoietic cell transplantation: Extended follow-up of the multicohort single-arm phase Ⅱ CheckMate 205 Trial. J Clin Oncol, 2018, 36 (14): 1428-1439.

［5］NIE J, WANG C, LIU Y, et al. Addition of low-dose decitabine to anti-PD-1 antibody camrelizumab in relapsed/ refractory classical Hodgkin lymphoma. J Clin Oncol, 2019, 37 (17): 1479-1489.

［6］SONG Y, WU J, CHEN X, et al. A single-arm, multicenter, phase 2 study of camrelizumab in relapsed or refractory classical Hodgkin lymphoma. Clin Cancer Res, 2019, 25 (24): 7363-7369.

［7］ARMAND P, SHIPP MA, RIBRAG V, et al. Programmed death-1 blockade with pembrolizumab in patients with classical Hodgkin Lymphoma after brentuximab vedotin failure. J Clin Oncol, 2016, 34 (31): 3733-3739.

［8］CHEN R, ZINZANI PL, FANALE MA, et al. Phase Ⅱ study of the efficacy and safety of pembrolizumab for relapsed/ refractory classic Hodgkin Lymphoma. J Clin Oncol, 2017, 35 (19): 2125-2132.

［9］GEOERGER B, KANG HJ, YALON-OREN M, et al. Pembrolizumab in paediatric patients with advanced melanoma or a PD-L1-positive, advanced, relapsed, or refractory solid tumour or lymphoma (KEYNOTE-051): Interim analysis of an open-label, single-arm, phase 1-2 trial. Lancet Oncol, 2020, 21 (1): 121-133.

［10］KURUVILLA J, RAMCHANDREN R, SANTORO A, et al. Pembrolizumab versus brentuximab vedotin in relapsed or refractory classical Hodgkin lymphoma (KEYNOTE-204): An interim analysis of a multicentre, randomised, open-label, phase 3 study. Lancet Oncol, 2021, 22 (4): 512-524.

［11］HERRERA AF, MOSKOWITZ AJ, BARTLETT NL, et al. Interim results of brentuximab vedotin in combination with nivolumab in patients with relapsed or refractory Hodgkin lymphoma. Blood, 2018, 131 (11): 1183-1194.

［12］SONG Y, GAO Q, ZHANG H, et al. Treatment of relapsed or refractory classical Hodgkin lymphoma with the anti-PD-1, tislelizumab: Results of a phase 2, single-arm, multicenter study. Leukemia, 2020, 34 (2): 533-542.

［13］SONG Y, ZHOU K, JIN C, et al. A phase Ⅱ study of penpulimab, an anti-PD-1 antibody, in patients with relapsed or refractoryclassic Hodgkin lymphoma (cHL). J Clin Oncol, 2021, 39 (15_suppl): 7529.

[14] LIN N, ZHANG M, BAI H, et al. Efficacy and safety of GLS-010 (zimberelimab) in patients with relapsed or refractory classical Hodgkin lymphoma: A multicenter, single-arm, phase II study. Eur J Cancer, 2021: S0959-8049 (21) 00479-2.

[15] MOSKOWITZ AJ, SHAH G, SCHÖDER H, et al. Phase II Trial of pembrolizumab plus gemcitabine, vinorelbine, and liposomal doxorubicin as second-line therapy for relapsed or refractory classical Hodgkin lymphoma. J Clin Oncol, 2021, 39 (28): 3109-3117.

[16] MEI MG, LEE HJ, PALMER JM, et al. Response-adapted anti-PD-1-based salvage therapy for Hodgkin lymphoma with nivolumab alone or in combination with ICE. Blood, 2022, 139 (25): 3605-3616.

[17] HARKER-MURRAY P, MAUZ-KÖRHOLZ C, LEBLANC TM, et al. Nivolumab, brentuximab vedotin, +/−bendamustine for r/r Hodgkin lymphoma in children, adolescents, and young adults. Blood, 2022: 2022017118.

[18] GREEN MR, MONTI S, RODIG SJ, et al. Integrative analysis reveals selective 9p24. 1 amplification, increased PD-1 ligand expression, and further induction via JAK2 in nodular sclerosing Hodgkin lymphoma and primary mediastinal large B-cell lymphoma. Blood, 2010, 116 (17): 3268-3277.

[19] ARMAND P, RODIG S, MELNICHENKO V, et al. Pembrolizumab in relapsed or refractory primary mediastinal large B-cell lymphoma. J Clin Oncol, 2019, 37 (34): 3291-3299.

[20] MEI Q, ZHANG W, LIU Y, et al. Camrelizumab plus gemcitabine, vinorelbine, and pegylated liposomal doxorubicin in relapsed/refractory primary mediastinal B-cell lymphoma: A single-arm, open-label, phase II trial. Clin Cancer Res, 2020, 26 (17): 4521-4530.

[21] ZINZANI P, SANTORO A, GRITTI G, et al. Nivolumab combined with brentuximab vedotin for relapsed/refractory primary mediastinal large B-cell lymphoma: Efficacy and safety from the phase II CheckMate 436 study. J Clin Oncol, 2019, 37 (33): 3081-3089.

复发／难治性恶性淋巴瘤

［22］TAO R, FAN L, SONG Y, et al. Sintilimab for relapsed/refractory extranodal NK/T cell lymphoma: A multi-center, single-arm, phase 2 trial (ORIENT-4). Signal Transduct Target Ther, 2021, 6 (1): 365.

［23］KWONG YL, CHAN TSY, TAN D, et al. PD1 blockade with pembrolizumab is highly effective in relapsed or refractory NK/T-cell lymphoma failing l-asparaginase. Blood, 2017, 129 (17): 2437-2442.

［24］LI X, CHENG Y, ZHANG M, et al. Activity of pembrolizumab in relapsed/refractory NK/T-cell lymphoma. J Hematol Oncol, 2018, 11 (1): 15.

［25］CHAN TSY, LI J, LOONG F, et al. PD1 blockade with low-dose nivolumab in NK/T cell lymphoma failing L-asparaginase: Efficacy and safety. Ann Hematol, 2018, 97 (1): 193-196.

［26］KHODADOUST MS, ROOK AH, PORCU P, et al. Pembrolizumab in relapsed and refractory Mycosis Fungoides and Sézary Syndrome: A multicenter phase Ⅱ study. J Clin Oncol, 2020, 38 (1): 20-28.

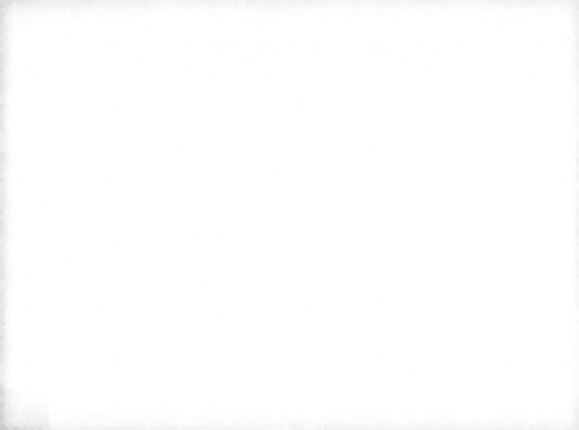

十八、皮肤癌（非黑色素瘤）

类别	I 级推荐	II 级推荐	III 级推荐
转移性或复发默克尔细胞癌 [a]		帕博利珠单抗（2A 类）[b]	阿维鲁单抗（2A 类）[c] 纳武利尤单抗（2B 类）[d]
皮肤鳞癌		帕博利珠单抗（2A 类）[e]	cemiplimab（2A 类）[f] 纳武利尤单抗（3 类）[g]

【注释】

a 默克尔细胞癌是一种皮肤神经内分泌肿瘤，也称为 trabecular carcinoma，非常罕见，在美国每年新诊断的病例大约为 2 488 例。默克尔细胞癌是一种侵袭性很高的皮肤癌，预后差，5 年 OS 率<20%。NCCN 指南推荐转移性默克尔细胞癌一线选择阿维鲁单抗、帕博利珠单抗或纳武利尤单抗[1]。

b 2018 年 12 月 19 日，美国 FDA 加速批准帕博利珠单抗用于治疗局部复发晚期或转移性默克尔细胞癌，此次获批是基于 KEYNOTE-017 研究。该研究是一项多中心、非随机、开放标签的 II 期临床试验，共纳入了 50 例复发的局部晚期或转移性默克尔细胞癌初治患者，14%（$n=7$）为复发局部晚期默克尔细胞癌，86%（$n=43$）为远处转移默克尔细胞癌；结果显示帕博利珠单抗组的 ORR 为 56%，CR 患者占 24%，有应答的患者中，96% 应答时间> 6 个月，54% 应答时间> 12 个月；帕博利珠单抗组 2 年 PFS 率为 48.3%，mPFS 为 16.8 个月，高于化疗对照组；2 年 OS

率为 68.7%，mOS 未达到[2]。一项多中心、非对照的 Ⅱ 期研究纳入了 26 例晚期默克尔细胞癌初治患者，一线接受帕博利珠单抗治疗，ORR 为 56%，6 个月的 PFS 率为 67%；15% 的患者发生了 3~4 级药物相关 AEs[3]。

c 阿维鲁单抗是一种 PD-L1 单抗，于 2017 年 3 月获得 FDA 批准用于一线治疗成人和 12 岁以上儿童转移性默克尔细胞癌。该药物获批是基于一项名为 JAVELIN Merkel 200 的单臂、多中心的 Ⅱ 期临床研究。该研究共纳入 88 例转移性默克尔细胞癌患者，结果显示，ORR 为 33%，CR 患者占 11%，PR 患者占 22%，86% 的患者缓解时间 > 6 个月；1 年的 PFS 率和 OS 率分别为 30% 和 52%，mOS 为 12.9 个月[4]。

d CheckMate 358 是一项非比较性、多队列、开放标记的 Ⅰ/Ⅱ 期临床研究，该研究的初步结果提示纳武利尤单抗对默克尔细胞癌有效，晚期默克尔细胞癌患者的 ORR 为 64%[5]。

e 皮肤鳞癌是仅次于基底细胞癌的第二常见皮肤癌，95% 的患者可以通过手术切除达到治愈，对于少数转移和局部进展无法手术的患者，PD-1 单抗成为新的治疗选择。2020 年 6 月 24 日，美国 FDA 批准了帕博利珠单抗用于治疗无法进行根治性手术或放疗的复发转移性皮肤鳞癌。此次批准是基于一项名为 KEYNOTE-629 的 Ⅱ 期临床研究。研究数据显示，帕博利珠单抗表现出有意义的疗效和持续缓解。经治疗后患者的 ORR 为 34%，包括 4% 的 CR 和 31% 的 PR。中位随访 9.5 个月后，中位 DoR 仍未达到[6]。

f 2018 年 9 月 29 日，cemiplimab 获美国 FDA 批准用于一线治疗晚期或局部进展无法切除的皮肤鳞癌。cemiplimab 是一种高亲和力的 PD-1 单抗，一项多中心 Ⅰ 期临床研究入组了 26 例皮肤鳞癌患者，其中 15 例（58%）既往接受过系统治疗，ORR 为 50%，DCR 为 65%，中位反应时间 2.3

皮肤癌（非黑色素瘤）

个月。拓展的 II 期临床研究增加至 59 例患者，ORR 为 47%，DCR 为 61%，中位反应时间为 1.9 个月，其中 6 例患者反应持续时间 > 6 个月。AEs 主要为腹泻、乏力、恶心、便秘、皮疹[7]。

g 纳武利尤单抗用于治疗皮肤鳞癌主要基于临床经验及个案报道。据报道，帕博利珠单抗或纳武利尤单抗治疗局部复发进展的皮肤鳞癌的 ORR 约为 50%，远处转移的皮肤鳞癌 ORR 约为 17%，mPFS 约为 5.5 个月[8]。

参考文献

［1］NCCN Guideline Version 2. 2019 Merkel Cell Carcinoma.

［2］NGHIEM P, BHATIA S, LIPSON EJ, et al. Durable tumor regression and overall survival in patients with advanced merkel cell carcinoma receiving pembrolizumab as first-line therapy. J Clin Oncol, 2019, 37 (9): 693-702.

［3］NGHIEM PT, BHATIA S, LIPSON EJ, et al. PD-1 blockade with pembrolizumab in advanced merkel-cell carcinoma. N Engl J Med, 2016, 374 (26): 2542-2552.

［4］KAUFMAN HL, RUSSELL JS, HAMID O, et al. Updated efficacy of avelumab in patients with previously treated metastatic Merkel cell carcinoma after ≥ 1 year of follow-up: JAVELIN Merkel 200, a phase 2 clinical trial. J Immunother Cancer, 2018, 6 (1): 7.

［5］TOPALIAN SL, BHATIA S, HOLLEBECQUE A, et al. Abstract CT074 Non-comparative, open-label, multiple cohort, phase 1/2 study to evaluate nivolumab (NIVO) in patients with virus-associated tumors (CheckMate 358): Efficacy and safety in Merkel cell carcinoma (MCC). Am Assoc Cancer Res, 2017, 77 (13 Supplement): CT074.

［6］MAUBEC E, BOUBAYA M, PETROW P, et al. Phase II study of pembrolizumab as first-line, single-drug therapy for patients with unresectable cutaneous squamous cell carcinomas. J Clin Oncol, 2020, 38 (26): 3051-3061.

[7] MIGDEN MR, RISCHIN D, SCHMULTS CD, et al. PD-1 blockade with cemiplimab in advanced cutaneous squamous-cell carcinoma. N Engl J Med, 2018, 379 (4): 341-351.

[8] TRAN DC, COLEVAS AD, CHANG ALS. Follow-up on programmed cell death 1 inhibitor for cuta-neous squamous cell carcinoma. JAMA Dermatol, 2017, 153 (1): 92-94.

皮肤癌（非黑色素瘤）

十九、MSI-H/dMMR 和 TMB-H 实体瘤

MSI-H/dMMR 和 TMB-H 实体瘤

瘤种	治疗线数	I 级推荐	II 级推荐	III 级推荐
MSI-H/dMMR 结直肠癌 [a]	晚期一线治疗	帕博利珠单抗（1A 类）[b]		纳武利尤单抗 + 伊匹木单抗（3 类）[c]
	晚期二线及以上治疗	帕博利珠单抗（1A 类）[d] 恩沃利单抗（2A 类）[e] 替雷利珠单抗（2A 类）[e] 斯鲁利单抗（2A 类）[e] 普特利单抗（2A 类）[e]		纳武利尤单抗（3 类）[c] 纳武利尤单抗 + 伊匹木单抗（3 类）[c]
	新辅助治疗		纳武利尤单抗 + 伊匹木单抗（2A 类）[f]	
MSI-H/dMMR 实体瘤 [a]	晚期二线及以上治疗 [g]	恩沃利单抗（2A 类）[e] 帕博利珠单抗（3 类）[h] 替雷利珠单抗（2A 类）[e] 斯鲁利单抗（2A 类）[e] 普特利单抗（2A 类）[e]		
TMB-H 实体瘤	晚期二线及以上治疗 [g]			帕博利珠单抗（3 类）[h, i, j, k]

【注释】

a 目前很多研究已经证实 MSI-H/dMMR 患者能够从 ICIs 治疗中获益，各种 PD-1/PD-L1 单抗在不同瘤种的 MSI-H/dMMR 患者中都有一些研究数据。自 2021 年起，陆续有 ICIs 获得 NMPA 批准 MSI-H/dMMR 相关适应证，鉴于此，针对 MSI-H/dMMR 实体瘤，在此仅推荐已获批相关适应证的 ICIs。

b 帕博利珠单抗用于晚期一线治疗 MSI-H/dMMR 结直肠癌患者的证据来自 KEYNOTE-177 研究[1]。这项 III 期随机对照研究共入组了 307 例初治的 MSI-H/dMMR 转移性结直肠癌患者，1∶1 随机分组到帕博利珠单抗单药组（*n*=153）和研究者选择的化疗和靶向治疗组（*n*=154）。主要结果如下：帕博利珠单抗较化疗和靶向组显著延长患者 PFS（16.5 个月 vs. 8.2 个月；*HR*=0.60；*P*=0.000 2）；12 个月 PFS 率两组中分别为 55.3% 和 37.3%；24 个月的 PFS 率分别为 48.3% 和 18.6%；帕博利珠单抗组 ORR 为 43.8%，化疗和靶向组为 33.1%；两组的 ≥3 级 AEs 发生率分别为 22% 和 66%，帕博利珠单抗组患者的生活质量更佳。基于 KEYNOTE-177 研究的结果，NMPA 于 2021 年 6 月批准帕博利珠单抗单药一线治疗 *KRAS*、*NRAS* 和 *BRAF* 基因均为野生型，不可切除或转移性 MSI-H/dMMR 结直肠癌患者。2021 年 ASCO 大会上公布了该研究的最终 OS 数据[2]，帕博利珠单抗和对照组的 ORR 分别为 45.1% 和 33.1%（CR 率分别为 13.1% 和 3.9%），中位 PFS2（从随机分组至二线治疗 PD，或任何原因死亡所需的时间）分别为 54.0 个月和 24.9 个月，中位 OS 分别是未达到和 36.7 个月，其中 12 个月 OS 率分别为 78% 和 74%，36 个月 OS 率分别为 61% 和 50%。

c CheckMate 142 研究[3-5] 是一项多中心、开放的多队列 II 期研究。研究纳入 dMMR 和 / 或 MSI-H 复发性或转移性结直肠癌患者。队列分布情况：二线及以上患者单药治疗队列采用纳武利尤单抗 3mg/kg，每 2 周一次；二线及以上患者双免治疗队列采用纳武利尤单抗 3mg/kg + 伊匹木单抗 1mg/kg，每 3 周一次，4 个周期治疗后序贯纳武利尤单抗 3mg/kg，每 2 周一次；一线治疗患者双免治疗队列采用纳武利尤单抗 3mg/kg，每 2 周一次 + 伊匹木单抗 1mg/kg，每 6 周一次。一线治疗队列[3]中位随访时间 29.0 个月，ORR 和 DCR 分别为 69%（95% CI 53%~82%）和 84%（95% CI 70.5%~93.5%），CR 为 13%。尚未达到反应持续时间的中位数，74% 的应答者在数据截止时有持续应答。无论基线人口统计学特征和肿瘤特征，包括基因突变状态，均观察到临床获益。事后分析显示，在 14 名停止治疗且未接受后续治疗的患者中，10 例患者没有进展。22% 的患者发生 3~4 级 TRAEs，13% 的患者因任何与 TRAEs 而停药。根据 2021 年 ESMO 公布的数据[6]，二线及以上治疗队列中位随访 50.9 个月，ORR 和 DCR 分别为 65%（95% CI 55%~73%）和 81%（95% CI 72%~87%），因 TRAEs 导致的停药率低（13%）。美国 FDA 已于 2017 年加速批准纳武利尤单抗单药或联合伊匹木单抗用于氟尿嘧啶、奥沙利铂、伊立替康治疗后 PD 的 MSI-H/dMMR 成人或儿童（≥ 12 岁）转移性结直肠癌患者。

d 既往未接受过 ICIs 治疗的患者。

e 基于 II 期研究 NCT0367170[7] 的结果，NMPA 已于 2021 年 11 月附条件批准恩沃利单抗用于 MSI-H 或 dMMR 成人晚期实体瘤患者的治疗，包括既往经氟尿嘧啶类、奥沙利铂和伊立替康治疗后出现 PD 的晚期结直肠癌患者以及既往治疗后出现 PD 且无满意替代治疗方案的其他晚期实体瘤患者。该研究共纳入 103 例患者，其中 MSI-H 结直肠癌患者共 65 例，MSI-H 胃癌患者共 18 例，dMMR 其他实体瘤患者共 20 例，初次分析的数据截止时间为 2020 年 6 月 19 日，中位随访时间为 11.5 个月。所有受试者的 ORR 为 42.7%，其中结直肠癌 ORR 为 43.1%，胃癌 ORR

为 44.4%，其他实体瘤 ORR 为 40.0%；12 个月 PFS 率为 48.5%，12 个月 OS 率为 74.6%。基于 RATIONALE 209 研究[8] 的结果，NMPA 已于 2022 年 3 月附条件批准替雷利珠单抗用于 MSI-H 或 dMMR 成人晚期实体瘤患者的治疗。2021 年 ASCO 大会报道结果为纳入 74 例 MSI-H 或 dMMR 成人晚期实体瘤患者，其中结直肠癌 62.2%、子宫内膜癌 17.6%、胃 / 胃食管结合部癌 10.8%、小肠腺癌 4.1%，所有受试者 ORR 为 45.9%，DCR 为 71.6%，12 个月 PFS 率为 59.3%，OS 率为 79.3%，安全性良好。基于 II 期研究 NCT03941574[9] 的结果，NMPA 已于 2022 年 3 月附条件批准斯鲁利单抗用于 MSI-H 或 dMMR 成人晚期实体瘤患者的治疗。2021 年 ASCO 大会报道结果为纳入 68 例 MSI-H 或 dMMR 成人晚期实体瘤患者，其中结直肠癌 77.9%、子宫内膜癌 7.4%、胃 / 胃食管结合部癌 5.9%，所有受试者 ORR 为 38.2%，DCR 为 67.6%，12 个月 PFS 率为 61.9%，OS 率为 81.2%，安全性良好。基于黄镜教授牵头的一项 II 期临床研究，2022 年 9 月，NMPA 批准普特利单抗用于治疗不可切除或转移性的 MSI-H/dMMR 晚期实体瘤经治患者。截至 2021 年 12 月，该研究共入组 100 例患者。在 ITT 人群中，ORR 为 49.0%（95% *CI* 38.86%~59.20%），9 例 CR，40 例 PR；在既往三药（氟尿嘧啶类、奥沙利铂和伊立替康）治疗失败的结直肠癌亚组中，ORR 为 50.0%（95% *CI* 31.30%~68.70%）。

f 2022 年 EMSO 大会报道的使用纳武利尤单抗 + 伊匹木单抗新辅助治疗 dMMR 局部晚期结肠癌的 NIHCE-2 研究[10]，在 112 例临床分期 cT$_3$ 以上或 N$_+$ 的证实为 dMMR 结肠癌患者术前使用 1 周期纳武利尤单抗 + 伊匹木单抗及 1 周期纳武利尤单抗后进行手术，其中 63% 患者为 T$_{4a}$ 和 T$_{4b}$。结果提示，MPR 率为 95%，pCR 率为 67%，R0 切除率 100%，G$_{3-4}$ irAEs 发生率 4%，治疗开始至手术的中位时间为 5.4 周。值得注意的是，Lynch 综合征患者较散发型 dMMR 患者具有更高的 pCR 率（78% vs. 58%，$P=0.056$）。

g 根据不同癌种指南，定义为无标准治疗推荐。

h KEYNOTE-158[11] 是一项单臂、开放标签的 II 期篮子研究，前瞻性地探讨了帕博利珠单抗在初治或经治的 11 种 TMB-H（≥ 10 mut/Mb）实体瘤晚期患者中的抗肿瘤活性，但不包括 MSI-H 结直肠癌。790 名（75%）患者被纳入疗效分析，其中有 102 例（13%）为 tTMB-H。在 tTMB-H 患者中，观察到 30 例（29%；95% CI 21%~39%）获得客观缓解，在非 tTMB-H 患者中，观察到 43 例（6%；95% CI 5%~8%）客观缓解，该结果在不同肿瘤队列中具有较高的一致性。研究还表明，tTMB-H 的经治复发或转移性实体瘤对帕博利珠单抗单药治疗 ORR 显著更高，但 OS 获益并不显著。值得关注的是，在分析的 102 例 tTMB-H 的患者中，占比较高的癌种为 SCLC 34 例（34.3%），宫颈癌 16 例（16.2%），子宫内膜癌 15 例（15.2%），其 ORR 分别为 29.4%，31.25% 和 46.7%，为这些癌种的后线治疗带来新的选择。

i 2021 年 8 月，美国 FDA 加速批准 dostarlimab-gxly 用于 dMMR 的复发或晚期实体瘤成年患者。但 dostarlimab-gxly 在国内也并未上市，因此不做具体推荐。

j MSI-H/dMMR 检测方法：

（1）MMR 蛋白免疫组化检测：包含 MLH1，MSH2，MSH6 和 PMS2 等，如果有其中一种蛋白检测结果为阴性，可定义为 dMMR。部分地区可考虑仅检测 PMS2 和 MSH6，如果有其中一种蛋白检测结果为阴性，可定义为 dMMR；如果结果不确定，可加做 MLH1 和 / 或 MSH2 验证。

（2）微卫星 PCR 检测：①含有 2 个单核苷酸重复（BAT-25 和 BAT-26）以及 3 个双核苷酸重复（D5S346，D2S123 和 D17S250）；②5 个多聚腺苷酸（poly-A）单核苷酸重复（BAT-25，BAT-26，

NR-21，NR-24 和 NR-27）；上述 panel 检测 5 个位点中 ≥ 2 个定义为 MSI-H。

（3）NGS：部分 panel 包括 MSI 分析的 NGS 检测可用于 MSI-H 检测。值得注意的是，根据肿瘤免疫治疗临床试验结果和 Bethesda 指南，MSI-L 分型的临床表现与 MSS 一致，故考虑放弃该表型，将肿瘤定义为 MSS 和 MSI 两个分型[12]。

k TMB 检测方法：基于 KEYNOTE-158 研究的检测方法，采用 FoundationOne CDx ™ Assay（version 3.3）对肿瘤的 FFPE 标本进行检测，并将 ≥ 10 mut/Mb 定义为 tTMB-H。值得注意的是，由于目前国内可及的估测 TMB 的 NGS panel 在检测内涵和参数等方面均存在较大差异，故不推荐套用 ≥ 10 mut/Mb 作为 tTMB-H 的 cut-off 值。

参考文献

［1］ANDRÉ T, SHIU K K, KIM T W, et al. Pembrolizumab in microsatellite-instability-high advanced colorectal cancer. New Engl J Med, 2020, 383 (23): 2207-2218.

［2］ANDRE T, SHIU KK, KIN T W, et al. Final overall survival for the phase Ⅲ KN177 study: Pembrolizumab versus chemotherapy in microsatellite instability-high/mismatch repair deficient (MSI-H/dMMR) metastatic colorectal cancer (mCRC). J Clin Oncol, 2021, 39 (15_suppl): 3500-3501.

［3］LENZ HJ, VAN CUTSEM E, LUISA LIMON M, et al. First-line nivolumab plus low-dose ipilimumab for microsatellite instability-high/mismatch repair-deficient metastatic colorectal cancer: The phase Ⅱ CheckMate 142 Study. J Clin Oncol, 2022, 40 (2): 161-170.

［4］OVERMAN MJ, MCDERMOTT R, LEACH JL, et al. Nivolumab in patients with metastatic DNA mismatch repair-deficient or microsatellite instability-high colorectal cancer (CheckMate 142): An open-label, multicentre, phase 2 study. Lancet Oncol, 2017, 18 (9): 1182-1191.

[5] OVERMAN MJ, LONARDI S, WONG KYM, et al. Durable clinical benefit with nivolumab plus ipilimumab in DNA mismatch repair-deficient/microsatellite instability-high metastatic colorectal cancer. J Clin Oncol, 2018, 36 (8): 773-779.

[6] ANDRÉ T, LONARDI S, WONG KYM, et al. Nivolumab plus low-dose ipilimumab in previously treated patients with microsatellite instability-high/mismatch repair-deficient (MSI-H/dMMR) metastatic colorectal cancer (mCRC): 4-year follow-up from CheckMate 142. ESMO, 2021.

[7] LI J, DENG Y, ZHANG W, et al. Subcutaneous envafolimab monotherapy in patients with advanced defective mismatch repair/microsatellite instability high solid tumors. J Hematol Oncol, 2021, 14 (1): 95.

[8] LI J, XU Y, ZANG A et al. A phase 2 study of tislelizumab monotherapy in patients with previously treated, locally advanced unresectable ormetastatic microsatellite instability-high/mismatch repair deficient solid tumors. ASCO, 2021.

[9] QIN S, LI J, ZHONG H, et al. Serplulimab, a novel anti-PD-1 antibody, in patients with microsatellite instability-high solid tumours: An open-label, single-arm, multicentre, phase Ⅱ trial. Br J Cancer, 2022, 127 (12): 2241-2248.

[10] CHALABI M, VERSCHOOR Y, VAN DEN BERG J, et al. Neoadjuvant immune checkpoint inhibition in locally advanced MMR-deficient colon cancer: The NICHE-2 study. ESMO, 2022.

[11] MARABELLE A, FAKIH M, LOPEZ J, et al. Association of tumour mutational burden with outcomes in patients with advanced solid tumours treated with pembrolizumab: Prospective biomarker analysis of the multicohort, open-label, phase 2 KEYNOTE-158 study. Lancet Oncol, 2020, 21 (10): 1353-1365.

[12] LUCHINI C, BIBEAU F, LIGTENBERG MJL, et al. ESMO recommendations on microsatellite instability testing for immunotherapy in cancer, and its relationship with PD-1/PD-L1 expression and tumour mutational burden: A systematic review-based approach. Ann Oncol, 2019, 30 (8): 1232-1243.

附录

附录1　免疫治疗实体瘤疗效评价标准

实体瘤疗效评价标准（RECIST）（略）

免疫治疗实体瘤疗效评价标准（iRECIST[a]）

重要参数	描述
病灶测量	单径测量（同 RECIST1.1）
基线靶病灶大小要求	≥ 10mm（淋巴结 ≥ 15mm）（同 RECIST1.1）
基线靶病灶数量限制	最多 5 个靶病灶，每个器官最多 2 个靶病灶（同 RECIST1.1）
非靶病灶	参与定义 iCR 和 iUPD
新病灶	新病灶中的靶病灶总数不超过 5 个（每个器官不超过 2 个），计入直径求和（sum of diameter, SoD），但不计入基线 SoD 新病灶中的非靶病灶系其他所有新病灶（含可测量或不可测量）
iCR	所有病灶消失（同 RECIST1.1 对 CR 定义）
iPR	靶病灶 SoD 缩小程度 ≥ 30%（同 RECIST1.1 对 PR 定义）
iSD	未达到 iUPD，也未达到 iPR 标准（同 RECIST1.1 对 SD 定义）

免疫治疗实体瘤疗效评价标准（续）

重要参数	描述
iUPD	定义 • 靶病灶 SoD 增加程度 ≥ 20%，最小 5mm（同 RECIST1.1 对 PD 定义） • 非靶病灶进展（同 RECIST1.1 对 PD 定义） • 出现新病灶（同 RECIST1.1 对 PD 定义） 所有的 iUPD 均需要在 4~8 周进行确认 [b] 如果 iUPD 没有确认，需要明确原因 [c] 确认后的 iUPD，只要肿瘤不是快速进展，患者存在临床获益、耐受性好、签订知情同意书后可以继续接受免疫治疗 [d]
iCPD[e, f]	原 iUPD 病灶上进行的 iCPD • 原 iUPD 靶病灶基础上靶病灶 SoD 增加程度 ≥ 5mm • 原 iUPD 非靶病灶基础上出现非靶病灶进展 • 原 iUPD 新病灶基础上出现新的靶病灶、或新的非靶病灶、或伴有新病灶 SoD 增加程度 ≥ 5mm 其他 iCPD • 原 iUPD 靶病灶基础上出现非靶病灶进展，或出现新病灶 • 原 iUPD 非靶病灶基础上，靶病灶 SoD 增加程度 ≥ 5mm，或出现新病灶

【注释】

a 免疫治疗实体瘤疗效评价标准（immunotherapy response evaluation criteria in solid tumors，iRECIST）是在 irRC、irRECIST 和 imRECIST 基础上发展的免疫治疗疗效评价标准[1-4]。

iRECIST 只是一个国际上认可的疗效评价标准共识，还不能替代 RECIST1.1 来评价真实世界中免疫治疗的疗效。一般的，在晚期临床试验中，RECIST1.1 仍然作为主要评价标准，用以获取主要研究终点，包括 ORR、PFS，而 iRECIST 是探索性评价标准；在早期临床试验中，iRECIST 可作为主要评价标准。

b 如果确认了免疫确认的进展（immune confirmed progression，iCPD），患者出现 PD 的时间是在初次评价免疫未确认的进展（immune unconfirmed progression，iUPD）时的时间[1, 5]。

c 对于疑似快速进展的患者，如果免疫治疗是一线治疗，评价 iUPD 后需要 4 周后确认［肿瘤生长速度（tumor growth rate，TGR）大于以前］；如果是二线治疗，因评价 iUPD 时即可识别超进展（TGR 大于以前），因此常不需要再确认[6]。

d 参加临床试验的患者，如果没有确认 iUPD，需要明确原因[1]。

e iRECIST 可作为免疫治疗临床应用决策的参考，确认后的 iUPD 患者需要综合临床表现来决定是否继续使用免疫治疗。

f 部分患者可能经过多次 iCPD 后仍可从免疫治疗中获益。

参考文献

[1] SEYMOUR L, BOGAERTS J, PERRONE A, et al. iRECIST: Guidelines for response criteria for use in trials testing immunotherapeutics. Lancet Oncol, 2017, 18 (3): e143-e152.

[2] WOLCHOK JD, HOOS A, O'DAY S, et al. Guidelines for the evaluation of immune therapy activity in solid tumors: Immune-related response criteria. Clin Cancer Res, 2009, 15 (23): 7412-7420.

[3] NISHINO M, GIOBBIE-HURDER A, GARGANO M, et al. Developing a common language for tumor response to immunotherapy: Immune-related response criteria using unidimensional measurements. Clin Cancer Res, 2013, 19 (14): 3936-3943.

[4] HODI FS, BALLINGER M, LYONS B, et al. Immune-modified response evaluation criteria in solid tumors (imrecist): refining guidelines to assess the clinical benefit of cancer immunotherapy. J Clin Oncol, 2018, 36 (9): 850-858.

[5] BORCOMAN E, KANJANAPAN Y, CHAMPIAT S, et al. Novel patterns of response under immunotherapy. Ann Oncol, 2019, 30 (3): 385-396.

[6] CHAMPIAT S, FERRARA R, MASSARD C, et al. Hyperprogressive disease: Recognizing a novel pat-tern to improve patient management. Nat Rev Clin Oncol, 2018, 15 (12): 748-762.

附录2 NMPA 批准的免疫检查点抑制剂适应证

药物	进口/国产	适应证
帕博利珠单抗	进口	二线治疗不可切除或转移性黑色素瘤
		联合培美曲塞和铂类一线治疗 EGFR 和 ALK 阴性的转移性非鳞 NSCLC
		一线单药治疗 PD-L1 ≥ 1% 的 EGFR 基因突变阴性和 ALK 阴性的局部晚期或转移性 NSCLC
		联合卡铂和紫杉醇一线治疗转移性鳞状 NSCLC，无论患者 PD-L1 表达情况
		单药用于 PD-L1 表达（CPS ≥ 10）的，既往一线全身治疗失败的局部晚期或转移性食管鳞癌
		一线治疗肿瘤表达 PD-L1（CPS ≥ 20）的转移性或不可切除的复发性头颈部鳞状细胞癌
		单药一线治疗 KRAS、NRAS 和 BRAF 基因均为野生型，不可切除或转移性 MSI-H 或 dMMR 结直肠癌
		联合铂类和氟尿嘧啶类化疗药物用于局部晚期不可切除或转移性食管或胃食管结合部癌患者的一线治疗
		单药用于既往接受过索拉非尼或含奥沙利铂化疗的 HCC
		联合化疗新辅助治疗并在手术后继续帕博利珠单抗单药辅助治疗，用于肿瘤 PD-L1 表达（CPS ≥ 20）的早期高危 TNBC

NMPA 批准的免疫检查点抑制剂适应证（续）

药物	进口 / 国产	适应证
纳武利尤单抗	进口	单药治疗 EGFR/ALK 阴性，含铂方案化疗后疾病进展或不可耐受的局部晚期或转移性的 NSCLC 接受含铂方案治疗期间或之后出现疾病进展且肿瘤 PD-L1 表达阳性的复发性或转移性头颈部鳞癌 既往接受过两种或两种以上全身性治疗方案的晚期或复发性胃或胃食管连接部腺癌
		联合伊匹木单抗注射液用于不可手术切除的、初治的非上皮样 MPM 成人患者 联合含氟尿嘧啶和铂类药物化疗适用于一线治疗晚期或转移性胃癌、胃食管连接部癌或食管腺癌患者 经新辅助放化疗及完全手术切除后仍有病理学残留的食管癌或胃食管连接部癌患者的辅助治疗 联合氟尿嘧啶类和含铂化疗适用于晚期或转移性食管鳞癌患者的一线治疗

NMPA 批准的免疫检查点抑制剂适应证（续）

药物	进口 / 国产	适应证
阿替利珠单抗	进口	联合卡铂和依托泊苷一线治疗广泛期 SCLC 联合贝伐珠单抗治疗既往未接受过系统治疗的不可切除 HCC 一线治疗 PD-L1 高表达（TC ≥ 50% 或 IC ≥ 10%）、EGFR/ALK 阴性晚期 NSCLC 联合培美曲塞和铂类化疗用于 EGFR 基因突变阴性和 ALK 阴性的转移性非鳞 NSCLC 的一线治疗 用于检测评估为 ≥ 1%TC PD-L1 染色阳性、经手术切除、以铂类为基础化疗之后的 II - III A 期 NSCLC 的辅助治疗
度伐利尤单抗	进口	接受铂类药物为基础的化疗同步放疗后未出现疾病进展的不可切除、III 期 NSCLC 依托泊苷 + 卡铂或顺铂联用一线治疗广泛期 SCLC 成人患者
伊匹木单抗	进口	与纳武利尤单抗注射液联合，用于不可手术切除的、初治的非上皮样 MPM 成人患者

NMPA 批准的免疫检查点抑制剂适应证（续）

药物	进口/国产	适应证
卡瑞利珠单抗	国产	至少经过二线系统化疗的复发或难治性 cHL[#] 用于接受过索拉非尼治疗和 / 或含奥沙利铂系统化疗的晚期 HCC 患者的治疗 [#] 联合培美曲塞和卡铂一线治疗 EGFR/ALK 阴性不可手术切除的局部晚期或转移性非鳞 NSCLC[#] 既往接受过一线标准化疗后疾病进展或不可耐受的局部晚期或转移性食管鳞癌 [#] 既往接受过二线及以上化疗后疾病进展或不可耐受的晚期鼻咽癌 [#] 联合顺铂和吉西他滨用于局部复发或转移性鼻咽癌一线治疗 [#] 联合紫杉醇和顺铂用于不可切除局部晚期 / 复发或转移性食管鳞癌患者的一线治疗 [#] 联合紫杉醇和卡铂用于局部晚期或转移性鳞状 NSCLC 患者的一线治疗 [#] 联合阿帕替尼治疗既往未接受过系统治疗的不可切除或转移性 HCC

NMPA 批准的免疫检查点抑制剂适应证（续）

药物	进口 / 国产	适应证
特瑞普利单抗	国产	既往接受全身系统治疗失败后的不可切除或转移性黑色素瘤 # 既往接受过二线及以上系统治疗失败的复发 / 转移性鼻咽癌 # 含铂化疗失败包括新辅助或辅助化疗 12 个月内进展的局部晚期或转移性尿路上皮癌 # 联合顺铂和吉西他滨用于局部复发或转移性鼻咽癌患者的一线治疗 联合紫杉醇和顺铂适用于不可切除局部晚期 / 复发或转移性食管鳞癌的一线治疗 联合培美曲塞和铂类适用于 EGFR/ALK 阴性、不可手术切除的局部晚期或转移性非鳞状 NSCLC 的一线治疗

NMPA 批准的免疫检查点抑制剂适应证（续）

药物	进口/国产	适应证
信迪利单抗	国产	至少经过二线系统化疗的复发或难治性 cHL[#]
		联合培美曲塞 + 铂类化疗一线治疗 EGFR/ALK 阴性、不可手术切除的局部晚期或转移性非鳞状 NSCLC[#]
		联合吉西他滨 + 铂类化疗一线治疗不可手术切除的转移性鳞状 NSCLC[#]
		联合贝伐珠单抗用于既往未经系统治疗的不可切除或转移性 HCC 的一线治疗[#]
		联合紫杉醇和顺铂或氟尿嘧啶和顺铂用于不可切除的局部晚期、复发或转移性食管鳞癌的一线治疗[#]
		联合含氟尿嘧啶类和铂类药物化疗用于不可切除的局部晚期、复发或转移性胃及胃食管交界处腺癌的一线治疗[#]

药物	进口/国产	适应证
替雷利珠单抗	国产	治疗至少经过二线系统化疗的复发或难治性 cHL[#] PD-L1 高表达的含铂化疗失败包括新辅助或辅助化疗 12 个月内进展的局部晚期或转移性尿路上皮癌患者[#] 联合紫杉醇 + 卡铂一线治疗局晚或转移性鳞状 NSCLC[#] 联合培美曲塞及铂类化疗用于 EGFR/ALK 阴性不可手术切除的局部晚期或转移性非鳞 NSCLC 一线治疗[#] 用于已接受至少一种系统治疗的 HCC 患者[#] 治疗 EGFR/ALK 阴性、既往接受过含铂方案化疗后疾病进展或不可耐受的局部晚期或转移性非鳞状 NSCLC 成人患者，以及 EGFR 和 ALK 阴性或未知的，既往接受过含铂方案化疗后疾病进展或不可耐受的局部晚期或转移性鳞状 NSCLC 成人患者[#] 治疗不可切除或转移性 MSI-H 或 dMMR 的成人晚期实体瘤患者[#] 治疗既往接受过一线标准化疗后进展或不可耐受的局部晚期或转移性食管鳞状细胞癌[#] 联合吉西他滨和顺铂用于复发或转移性鼻咽癌的一线治疗[#]

NMPA 批准的免疫检查点抑制剂适应证（续）

药物	进口/国产	适应证
派安普利单抗	国产	治疗至少经过二线系统化疗复发或难治性 cHL
赛帕利单抗	国产	治疗二线以上复发或难治性 cHL
舒格利单抗	国产	联合培美曲塞和卡铂用于 *EGFR* 基因突变阴性和 ALK 阴性的转移性非鳞状 NSCLC 的一线治疗 联合紫杉醇和卡铂用于转移性鳞状 NSCLC 的一线治疗 用于在接受铂类药物为基础的同步或序贯放化疗后未发生疾病进展的不可切除的 III 期 NSCLC 巩固治疗
斯鲁利单抗	国产	治疗不可切除或转移性 MSI-H 的成人晚期实体瘤 联合卡铂和白蛋白紫杉醇治疗不可手术切除的局部晚期或转移性鳞状 NSCLC 一线治疗 联合卡铂和依托泊苷用于广泛期 SCLC 的一线治疗

NMPA 批准的免疫检查点抑制剂适应证（续）

药物	进口/国产	适应证
卡度尼利单抗	国产	治疗既往接受含铂化疗治疗失败的复发或转移性宫颈癌患者
恩沃利单抗	国产	治疗不可切除或转移性 MSI-H 或 dMMR 的成人晚期实体瘤患者
普特利单抗	国产	治疗不可切除或转移性 MSI-H 或 dMMR 的经治晚期实体瘤患者 治疗既往接受全身系统治疗失败的不可切除或转移性黑色素瘤
阿得贝利单抗	国产	联合卡铂和依托泊苷用于广泛期 SCLC 的一线治疗

\#. 已纳入国家医保目录。